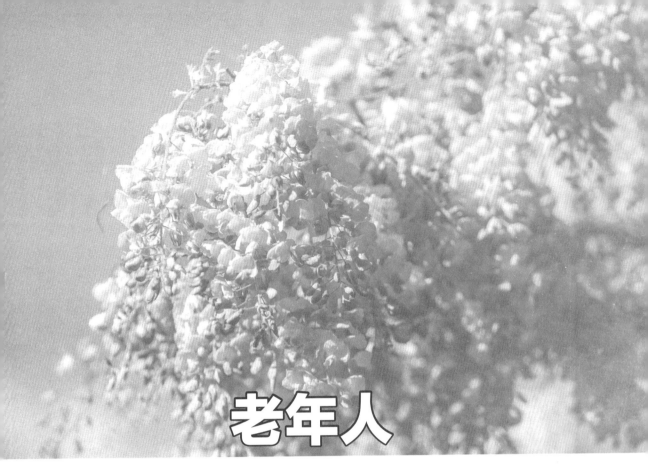

老年人
综合评估

主　编　李保珍　刘云
副主编　庄　园　杨同玲

U0250100

南京大学出版社

图书在版编目(CIP)数据

老年人综合评估 / 李保珍，刘云主编. — 南京：
南京大学出版社，2021.6
ISBN 978 - 7 - 305 - 23955 - 7

Ⅰ. ①老… Ⅱ. ①李… ②刘… Ⅲ. ①老年人—健康
状况—评估 Ⅳ. ①R161.7

中国版本图书馆 CIP 数据核字(2020)第 222942 号

出版发行　南京大学出版社
社　　址　南京市汉口路 22 号　　　　邮　编　210093
出 版 人　金鑫荣

书　　名　**老年人综合评估**
主　　编　李保珍　刘　云
责任编辑　尤　佳　　　　　　　编辑热线　025 - 83592315
照　　排　南京南琳图文制作有限公司
印　　刷　丹阳兴华印务有限公司
开　　本　787×1092　1/16　印张 10.75　字数 242 千
版　　次　2021 年 6 月第 1 版　2021 年 6 月第 1 次印刷
ISBN 978 - 7 - 305 - 23955 - 7
定　　价　32.00 元

网址：http://www.njupco.com
官方微博：http://weibo.com/njupco
官方微信号：njupress
销售咨询热线：(025) 83594756

前　言

　　本教材面向高等职业院校智慧健康养老服务与管理专业、老年保健与管理专业等涉老专业及方向,定位于职业教育职业化、技能化的要求,立足于老年人综合评估的岗位工作任务,突出老年人综合评估过程中的方法与技巧,由编写组成员在总结多年教学经验的基础上撰写完成。

　　本教材在内容编排上突破以往教材的传统模式,按照实际工作场景,设计有代表性的工作任务,把专业知识贯穿于每个情景的工作过程中,从整体角度既突出学生技能培养的主旨,又引导学生掌握老年人综合评估技术的工作顺序。本教材分为基础篇、单项技能篇、综合技能篇三个部分,以六个模块呈现。模块一:老年人综合评估基础知识;模块二:老年人躯体功能评估;模块三:老年人言语及吞咽功能评估;模块四:老年人精神心理功能评估;模块五:常见老年人综合征评估;模块六:老年人能力评估。每个模块通过若干个项目,将教学任务贯穿其中,让学生在模拟真实的工作情境下学习,融知识讲解、方法训练、技能操作为一体,降低教材难度,淡化理论教学,重视实用化、实践化教学,着重培养学生知识与技能双重发展。在教材编写过程中,注重学生的思政教育,思政目标贯穿教学始终。

　　本教材不仅适用于高职高专涉老专业课程,也可以作为老年社会工作者、社区工作者、养老护理员的培训教材和自学教材、参考用书和工具书。由于编者时间有限和水平有限,本书难免有疏漏之处,恳请广大读者慧眼甄别,并不吝指正。

　　本教材的编写,调研了国内高中低端多家养老机构,参照高级养老护理员在各岗位操作标准,结合中华人民共和国民政行业标准中的老年人能力评估,并围绕《老年人能力评估师》新职业技能标准,吸纳了行业专家、兄弟院校同行的意见和建议,参考、借鉴、引用了目前老年人综合评估领域众多专家、学者的教材、书籍等研究成果,模块六老年人能力评估是编写组在参加山东省民政厅举办的老年人能力评估培训基础上整理而成,同时得到了淮海经济区健康养老职教集团、南京大学出版社的大力支持,在此一并表示感谢。

《老年人综合评估》编写组

2021.5

目录

综合技能篇

模块六　老年人能力评估 ··· 139

参考文献 ··· 161

基础篇

模块一
老年人综合评估基础知识

老年人综合评估是一门兼备理论性与操作性的课程。想做好老年人的综合评估，首先要明确评估的对象是老年人，在进入评估之前必须了解正常老年人的健康标准、老年人功能状况及常见老年综合征的表现，这样才能为老年人准确评估。

学习目标

知识目标：

（1）了解中国老年人健康标准。

（2）熟悉老年人功能状态的意义和内容。

（3）掌握常见老年综合征的表现。

能力目标：

（1）具有能够根据老年人的健康标准判断老年人健康状况的能力。

（2）具有分析老年人常见综合征对老年人身心影响的能力。

素质（思政）目标：

（1）培养学生有一颗热爱养老产业、养老服务行业的心。

（2）让学生树立坚定的尊老、爱老、敬老、孝老的职业素养。

项目一　老年人健康标准

任务情境

"百岁老人"的自述

在一抗战老兵照护中心，入住的老人平均年龄94岁，其中不乏百岁老人，当有志愿者

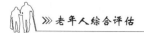

来慰问时,老人们讲述自己现在的生活状态很好,表示:"我身体很健康呀,能吃能喝,这么大年纪了能自己走路就是健康呀,哈哈哈""我也是呀,在这里有老战友一起聊天,每天心情都不错"……

 ## 任务分析

上述几位老人均表示自己处于健康状态,每位老人对健康的理解也不同,健康是人类最基本的需求,因为一个人要享受高质量的生命,前提就是必须拥有健康的身体,健康对每一个人都非常重要,而对于历尽人生艰辛、饱经岁月沧桑的老年人来说,健康更是显得弥足珍贵。所以,当我们担任老年护理员这一神圣的职责时,要了解老年人的健康标准。

 ## 任务实施

实施步骤		具体内容
工作准备		1. 环境准备:评估空间干净整洁、温湿度适宜。
		2. 评估员准备:着装整洁,七步洗手法洗净双手。
		3. 老年人准备:老人意识清楚者能听懂指令;意识不清者需有家属陪护。
		4. 物品准备:《中国健康老年人标准》、老人病历(含各项临床指标、检查报告)、评估记录单等。
任务分配	任务一:认识健康	1. 明确健康的概念; 2. 依据健康内容进行分类。
	任务二:中国健康老年人标准	1. 明确 2013 版《中国健康老年人标准》主要内容; 2. 根据中国健康老年人标准注解,结合老人病历中各项临床指标及检查报告,分析老年人健康状况。
整理记录		1. 整理物品:病历(含各项临床指标、检查报告)、《中国健康老年人标准》送回原处; 2. 洗手、记录。
注意事项		查阅老人病历要严格按照相关规定执行,注意保护老人隐私。

任务一　认识健康

步骤一:明确健康的概念

传统的健康观就是"不生病"或"不衰老",人的一切生理机能正常,即躯体上的健康。这样的标准太过于绝对化,因为"一切生理机能正常""不生病、不衰老"的人或许根本不存在,照此逻辑推导,世上便没有真正健康的人。

自 20 世纪中叶以来,学术界为适应医学模式的转变而逐渐形成、接受了一种新的健康理念。1948 年,世界卫生组织在其宪章中首次提出健康概念,"健康是指身心没有疾病,而且身体上、精神上和社会适应上处于完好状态"。也就是说健康不仅是躯体健全没有疾病,而且还要具备心理健康、社会适应状态良好。

1989 年,世界卫生组织以更高标准提出人体健康的概念,"健康是指无疾病与虚弱的躯体健康和心理健康、社会适应健康及道德健康完美结合的个体,是处于营养功能、生理、精神动态平衡状态的个体"。这一概念的提出使得人们对于健康的认识日趋清晰。

步骤二:依据健康内容进行分类

健康根据其内容可分为躯体健康、心理健康、社会适应健康、环境健康、道德健康、饮食健康等方面。

1. 躯体健康

指维持人体生命活动的细胞、组织、器官和系统的结构完整,协调一致,维持正常的生理功能。

2. 心理健康

指生活经历中积累形成独特的认识、体验、情感、意识等心理活动和行为特征,与客观环境保持协调一致,并处于相对稳定状态。

3. 社会适应健康

指拥有广博的科技文化知识与工作才能,能适应开放性社会生活中各种职业角色的转换和复杂的人际关系,能献身社会,卓有成效。

4. 环境健康

指清新、舒适、安全的生存环境。其基本要求:无气体、液体和固体物的环境污染;无流行病的暴发流行;无突发的天灾人祸;无战争威胁;无建筑物综合征和建筑物关联征等。

5. 道德健康

指不以损害他人的利益来满足自己的需要,具有辨别真与伪、善与恶、美与丑、荣与辱等是非观念,能按社会行为的规范准则来约束自己及支配自己的思想行为。

6. 饮食健康

指合理的膳食结构与科学的饮食习惯,尤其强调"自然、均衡"的饮食原则,饮食应回归自然,以自然植物性食物为主。

任务二　中国健康老人标准

步骤一:明确 2013 版《中国健康老年人标准》主要内容

2013 年中华医学会老年医学分会版《中国健康老年人标准》主要内容包括:

1. 重要脏器的增龄性改变未导致功能异常;无重大疾病;相关高危因素控制在与其年龄相适应的达标范围内;具有一定的抗病能力。

2. 认知功能基本正常;能适应环境;处事乐观积极;自我满意或自我评价好。

3. 能恰当处理家庭和社会人际关系;积极参与家庭和社会活动。

4. 日常生活活动正常,生活自理或基本自理。

5. 营养状况良好,体重适中,保持良好生活方式。

步骤二:根据中国健康老年人标准注解,结合老人病历中各项临床指标及检查报告,分析老年人健康状况

1. 本标准适用于≥60 岁人群,老年人指 60~79 岁人群,高龄老年人指≥80 岁人群。

2. 相关高危因素指心脑血管疾病的相关危险因素,主要有高血压、糖尿病、血脂紊乱等。

A. 老年人血压范围:血压正常为<140/90 mmHg,其中高龄老年人应不低于 120/60 mmHg;高血压病(除年龄外无其他危险因素和病史)患者降压目标值<150/90 mmHg,其中高龄老年人应不低于 130/60 mmHg。

B. 老年人糖化血红蛋白(HbAIc)范围:血糖正常者 5.0%~6.5%;糖尿病(无糖尿病慢性并发症)老人 6.0%~7.0%。

C. 老年人血脂范围:胆固醇(TC)3.1~6.2 mmol/L,低密度脂蛋白胆固醇(LDL-C)1.8~3.9 mmol/L,高密度脂蛋白胆固醇(HDL-C)>1.0 mmol/L,三酰甘油(TG)0.8~2.3 mmol/L。

3. 简易智能量表(MMSE)

评分参考:总分在 27~30 分为正常,<27 分为认知功能障碍。按文化程度区分:未接受过系统教育<17 分,小学<20 分,中学以上<22 分为痴呆。

4. 老年抑郁量表(GDS)简表

总分 15 分,<5 分为正常。

5. 日常生活活动量表(ADL)

总分 100 分,达到 100 分为正常,高龄老年人达到 95 分为正常。

6. 体质量适中

体质指数(BMI):体重(kg)/身高(m²)22.0~25.0 kg/m²。

7. 良好生活方式

不吸烟,慎饮酒,合理膳食搭配,坚持科学锻炼。

项目二 老年人功能状态及常见老年综合征

任务情境

老人的"困扰"

一位80岁的老人,其子女均在外地工作,由于老人的年纪较大,身体功能状态不是很好,做饭、洗衣等日常生活活动已不便,老人自己也有很多"困扰":患有高血压病,前几年脑中风导致偏瘫,行走困难等,其子女想让老人在机构中养老,老人也表示在机构中养老或许是个好办法。

任务分析

老年人的活动指标是评价功能状态改变的标准,老年人的功能状态从类别而言分为生理功能、躯体功能、各器官功能,每一功能状态直接影响老年人生活质量。上述这位老人意识到自己的功能状态不好,困扰她的这些综合征都影响到了她的生活质量。作为一名养老护理员要明确老年人功能状态及常见老年综合征。

任务实施

实施步骤		具体内容
工作准备		1. 环境准备:评估空间干净整洁、温湿度适宜。
		2. 评估员准备:着装整洁,七步洗手法洗净双手。
		3. 老年人准备:老人意识清楚者能听懂指令;意识不清者需有家属陪护。
		4. 物品准备:老人病历(含各项临床指标、检查报告)、评估记录单等。
任务分配	任务一:认识老年人功能状态	1. 明确老年人功能状态的定义和内容; 2. 熟知老年人功能状态的常用评价方法。
	任务二:认识常见老年综合征	结合常见的老年综合征:跌倒、压疮、痴呆、尿失禁、谵妄、晕厥、抑郁症、疼痛、失眠等临床表现,大体判断老人是否存在某一种或多种老年综合征。
整理记录		1. 整理物品:病历(含各项临床指标、检查报告)送回原处; 2. 洗手、记录。
注意事项		查阅老人病历要严格按照相关规定执行,注意保护老人隐私。

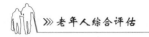

任务一 认识老年人功能状态

步骤一：明确老年人功能状态的定义和内容

老年人的功能状态是指老年人在其正常状态下完成日常活动的能力，如生理活动、精神活动及社会活动。

老年人功能状态通常包括 4 个方面：能力、表现、储备及能力利用。日常生活能力（Activity daily level，ADL）是老年人功能状态最基本的外在表现形式，包括基本日常生活活动能力（Basic activities of daily living，BADL）、工具性日常生活活动能力（Instrumental activities of daily living，IADL）、高级日常生活能力（Advanced activitiesof daily living，AADL）三个方面的表现。老年人功能状态具备储备和外显形式，可以通过锻炼得到提高，因此，老年人功能状态的评估及康复是维持老年人群功能及提高生活质量的重要内容。

步骤二：熟知老年人功能状态的评价方法

伴随年龄的增长，老年人要有持续、健康的功能状态来抵抗老年带来的风险，更需要外在因素的支持和维护。对功能受损老年人的康复，其核心就是依据评估结果和老人个体需求做好个性化的康复干预，从而达到功能维护。常用的评价方法包括：

（一）对健康状况的自我评估和幸福度测量

健康自评量表很多，其量化方法可用分级法（一般分为五级）或图表法。老年人幸福度的测量，多采用纽芬兰大学的老年幸福度量表。

（二）日常生活功能的评估

日常生活功能包括进食、穿衣、洗澡、上厕所、移动和两便控制等基本生活能力和一些较为复杂的日常生活功能如外出、购物、理财、做饭、洗衣等。常用日常生活能力评估相关量表进行评估。

（三）智能评估

随着年龄的增长，到老年期时，各种脏器都有不同程度的萎缩，造成老年人记忆下降，甚至出现智能障碍。许多慢性疾病也会造成老人智能缺陷。智能缺陷尤其是智力下降严重影响老年人的生活质量。对老年人群而言，常用简易智能评估量表（MMSE）以及其他神经心理评估量表进行评价，并定期复查。

（四）社会功能评估

社会功能评估主要评估社交能力，如理解、视、听、交谈能力等；评估老人的社会资源如家人、亲戚及朋友等;评估老人社会支持是指老人生活及疾病需要帮助时能从社会资源中得到支持的可及性和可得性。用于评估老人社会功能的量表较多,如家庭功能的 AP-GAR 问卷、社会支持评估量表(SSRS)、领悟社会支持量表(PSSS)等。

任务二 认识常见老年综合征

结合常见的老年综合征:跌倒、压疮、痴呆、尿失禁、谵妄、晕厥、抑郁症、疼痛、失眠等临床表现,大体判断老人是否存在某一种或多种老年综合征。

一、跌倒

跌倒是指患者突发的、不自主的、非故意的体位改变,倒在地上或更低的平面上,按照国际疾病分类(ICD-10)对跌倒的分类,包括以下两类:(1) 从一个平面至另一个平面;(2) 同一平面的跌倒,(更低)平面的跌落。跌倒可发生在各年龄段,而老年人跌倒是一种突发事件,是机体功能下降和机体老化过程的反映,是一些急慢性病的非特异性表现,也是"衰老"造成意外伤害和导致老年人致残或致死的主要原因。

跌倒的危害主要有:1. 身体器质性伤害:如脑部损伤,内脏器官挫伤,软组织的撕裂伤、撞伤或浅表伤,骨折和脱臼等严重伤害。2. 身体失能或机能下降:永久失能或暂时失能,独立生活能力降低,甚至过早死亡。3. 引起心理障碍:如跌倒恐惧症、情绪控制与认知能力变化。4. 继发损害:肌肉萎缩、骨质疏松、关节痉挛等将导致功能减退;而常见的还有压疮、肺炎、泌尿道感染等可能导致死亡。具体跌倒风险评估见模块五常见老年综合征评估。

二、压疮

压疮是指皮肤或/和皮下组织的局部损伤,通常位于骨突出部位。这种损伤一般是由压力或者压力联合剪切力引起的。压疮的高危人群主要包括长期卧床患者、手术后患者、昏迷患者、大小便失禁患者、瘫痪患者、消瘦患者、老年患者、营养不良患者、身体衰弱者。压疮不仅给患者带来痛苦,增加并发症,提高死亡率,而且明显延长老人住院时日,加重社会及家庭的经济负担。具体压疮评估见模块五常见老年综合征评估。

三、老年期认知障碍

阿尔茨海默病(俗称老年期痴呆症),是由于慢性或进行性大脑结构的器质性损害引起脑功能障碍的一组症候群,是患者在意识清醒的状态下出现的智能减退,表现为记忆力、计算力、判断力、注意力、抽象思维能力、语言功能及其综合解决问题的能力减退,伴随情感和行为障碍。老人主要表现为近记忆障碍、记忆保存障碍和学习新知识困难,如常忘记日常生活中的约会,表现为社会性退缩;往往倾向于机械地重复简单刻板的动作或行为;远期记忆逐渐受累,如记不住生日、家庭地址和生活经历,严重时不识家人,出现错构和虚构症状。

四、尿失禁

尿失禁是指有不自主的漏尿情形,且会造成卫生及社交上的困扰。尿失禁分类较多:真性尿失禁:指在任何地点及时间发生的尿失禁;体位满溢性尿失禁:膀胱无收缩力,膀胱过度充盈后尿溢出;应力性尿失禁:平时不会出现尿失禁,在腹压升高时出现,如咳嗽,大笑等;先天性尿失禁。

尿失禁常常导致患病老人因难闻气味而远离人群,不愿社交,性格孤僻,甚至出现抑郁症。对尿失禁老人要多关心体贴,在饮食起居上给予特别照顾,使他们保持心情舒畅、避免胡思乱想。同时,鼓励老年人多活动,积极锻炼身体,增强体质,减缓衰老,从而减少尿失禁发生。

五、谵妄

谵妄(delirium)是一组以急性、一过性意识障碍为主要特征,同时伴有认知、精神运动、睡眠觉醒周期和情绪障碍的临床综合征,常因脑部弥漫性感染、短暂的中毒或代谢紊乱等引起。起病急、病程短、发展迅速,故又称急性脑病综合征。是老年人常见致残或致死原因。

引起谵妄的原因很多,几乎所有的躯体疾病、病理生理状态和许多药物及成瘾物质都可引起谵妄。谵妄被认为是躯体疾病的信号,较发热、疼痛等更为常见。谵妄的临床表现主要有两种类型:抑制型和兴奋型。前者以昏睡、精神运动功能减低为特点,多见于老年,总体预后较差,经常表现情绪低落或乏力,易被误诊。后者易激惹、警觉性增高,经常伴有幻觉,不易被察觉。此外,两种形式并存的老年谵妄老人不少,还有少部分谵妄老人表现为正常。

六、抑郁症

老年期抑郁症是一种危害老年人身心健康的常见病,它是指首次发病年龄在60岁以后,以显著而持久的抑郁心境为主要特征的精神障碍疾病。其具体临床表现以情绪低落、活动能力减退以及思维迟缓为主要特征,病程持续至少2周,并由此导致患者在心理、生理和生活等方面出现效率下降、功能减低和能力退弱等状态。

老年期抑郁症的临床具有以下特点:家族史阳性者较少见,合并躯体疾病者所占比重大,常有较明显的焦虑,躯体不适主诉多,疑病观念强烈,偏执,认知损害多,失眠和食欲减退较明显,情绪脆弱、波动性大,忧伤的情绪往往不能很好地表达,自杀观念常常不会清楚地表露,甚至否认自己有自杀的念头。

七、晕厥

晕厥是指一过性脑血流灌注不足引起的短暂意识丧失,以发病迅速、持续时间短、可完全自行恢复为特点。晕厥的原因很多,是临床上一个比较复杂的问题,可以是一个良性过程,也可以严重威胁生命的疾病,而且老年人晕厥的致残性,如骨折、颅脑硬膜下血肿、软组织损伤、吸入性肺炎等比年轻人更严重。因此要重视老年人晕厥,了解其病理生理病因学、诊断和治疗。

八、疼痛

疼痛提示个体的防御功能或人的整体性受到侵害,是个体身心受到侵害的危害警告,常伴有生理行为和情绪反应,是一种身心不舒适的感觉。

疼痛疾病是继心脑血管和癌症之后排列第三位,老年人疼痛发生概率更高,疼痛分类有多种:根据部位分浅表痛、深部痛、中枢痛;根据原因分为炎性疼痛、神经病理性痛、癌痛;根据发作和持续时间分为急性痛、慢性痛。长期疼痛会影响老年人的情绪和活动能力,导致自理能力下降,社会交往减少,易产生孤独感并可导致严重的抑郁症;又可引起食欲减退,导致营养不良,对疾病的抵抗力下降等,进而造成老人认知和感觉功能受损、抑郁,或者认为衰老过程中必须忍受疼痛,往往不能或不愿主诉疼痛,尤其是认知功能损害者即便主诉疼痛亦可能不被相信。

九、失眠

失眠是指睡眠时间或质量的不满足并影响白天社会功能的一种主观体验,是原发或继发性睡眠障碍,诱发失眠的因素众多,包括年龄及性别因素、心理因素、躯体疾病、精神性疾病、药物因素、睡眠卫生不良、环境因素等。失眠的表现形式通常有:入睡困难(超过30 min);睡眠维持障碍,夜间觉醒两次以上或凌晨早醒;睡眠质量下降,睡眠浅、多梦;总睡眠时间缩短,常少于6小时;日间残留效应,次日感到头晕、精神不振、嗜睡、乏力等。

老年失眠可导致精神萎靡、注意力难以集中,记忆力下降,免疫力减退,容易发生跌倒、抑郁甚至认知障碍。

十、多重用药

多重用药(polypharmacy)是指同一名老人因共病同时使用5种及以上的药物。老年人常常有多种疾病并存老年人平均同时患有6种疾病或更多并需长期服药,用药繁杂是不合理用药引发药物不良反应的高发人群。不合理用药表现为超剂量用药、给药不足多重用药、服药依从性差。多重用药常导致药物不良反应发生率高,多种老年综合征出现概率加大,影响老年人的生活质量。

 思考与练习

1. 老年人功能状态的内容有哪些?

2. 针对跌倒、失禁、谵妄、晕厥、疼痛、失眠、多重用药等老年综合征应分别采取哪些干预措施?

单项技能篇

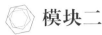

模块二
老年人躯体功能评估

模块导读

老年人躯体功能评估可从人体形态、运动功能、感觉功能、日常生活活动能力四个方面进行评估。其中运动功能是生活质量的重要保证，老年人的运动系统随着年龄的增长，退行性改变也逐渐加重，是影响老年人运动功能的首要因素。所以以科学准确地对老年人运动功能进行评估是非常重要的，可为老年人日常生活中运动功能的管理提供准确的量化依据。老年人一旦运动功能下降，有可能出现姿势和步态的异常、体位异常、视线调节和空间定位能力下降、感觉功能下降、辨距不良和意向性震颤等状态。老年人步态障碍多表现为蹒跚步态、感觉性共济失调步态、肌痉挛步态、慌张步态等。运动功能评估是指通过统一、规范、科学的方法对人体运动系统骨、关节、肌肉和活动能力做量化评估并分析结果中存在的问题和影响因素。

学习目标

知识目标：

（1）了解老年人躯体功能评估的内容。

（2）熟悉老年人正常的身体姿势、关节活动范围；掌握肌力、肌张力、平衡协调、感觉的评估内容及方法。

（3）掌握老年人常见的异常步态及评估方法。

能力目标：

（1）具有能够根据老年人运动功能状况进行各项运动功能评估的能力。

（2）具有能够合理选择和运用各项评估量表的能力。

素质（思政）目标：

（1）培养学生与老人要有同感，设身处地地从老年人的角度去看待和感受事物。

（2）在评估过程中与老人建立良好的沟通，学会必要的适宜的沟通技巧，尤其在评估中有碰触老人身体的任务，学会接触技巧。

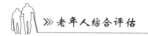

项目一　人体形态评估

任务情境

一张老照片——曾经的舞蹈者

重阳节来临之际，志愿者们来到养老机构慰问演出，看到舞台上翩翩起舞的演员们，台下的王奶奶拿出了一张老照片，上面是她年轻时在舞台表演的精彩画面，因为10年前一场车祸，王奶奶左侧下肢不幸截肢，现佩戴支具。王奶奶喃喃道："年轻的时候我也像他们一样，挺拔的身姿，现在不行了，头发也白了，腿脚也不利索了。"

任务分析

王奶奶回忆起当年舞台上的自己，感慨万分，从生理变化上来分析，老年人随着年龄的增加，组织逐渐脱水，弹性减低；骨质疏松，强度及韧性差，负重的下肢弯曲；椎间盘发生退行性改变，脊柱弯曲度增加，韧带等弹性结缔组织发生退行性变化和纤维化；肌肉逐渐萎缩，这些变化引起老年人身高、体重下降及身体姿势改变。

从病理上来分析，王奶奶因为车祸后截肢，在佩戴支具时也是要评估她的肢体长度和围度，这样才能更好地为王奶奶提供优质的服务。

任务实施

实施步骤		具体内容
工作准备		1. 环境准备：评估空间宽敞明亮，房间无异味，温湿度适宜。
		2. 评估员准备：穿戴整齐，修剪指甲，七步洗手法洗净双手，核对老人信息，向老人讲述本次评估的目的。
		3. 老年人准备：老人意识清楚、能随评估要求变换体位。
		4. 物品准备：一般医学检查报告单、体重秤（带测量身高）、皮尺、PT床、评估记录单等。
任务分配	任务一：身体姿势评估	1. 明确人体正常姿势标准； 2. 通过观察老人三面观，根据观察结果，进行异常姿势分析。
	任务二：体格评估	1. 对应老年人临床体格检查内容，分析老人一般医学检查报告单； 2. 明确人体常用体表标志； 3. 体格评估实施：身高、体重、身体长度、躯干围度测量。

实施步骤	具体内容
整理记录	1. 整理物品：一般医学检查报告单送回原处；皮尺、体重秤等物品摆放整齐； 2. 洗手、记录：评估单上记录老人三面观、身高、体重、身体长度、躯干围度的相关数据。
注意事项	1. 测量过程中观察老年人面部表情和被触摸的部位是松弛（表示接受且舒适），还是紧绷（表示不舒适），充分考虑到老人的感受； 2. 若老人有残肢，评估时顾及老人的自尊心，必要时可用床单遮盖残肢端。

任务一　身体姿势的评估

步骤一：明确人体正常姿势标准

正常姿势

正常人脊柱有 4 个生理性弯曲，即稍向前的颈曲、稍向后的胸曲、较明显向前的腰曲和较大幅度向后的骶曲。人体弯曲不仅可减轻震荡、保护脑和胸腹脏器，还与人体重心的维持有关。

1. 重心线的位置

重心线是一种不断变化的想象中的线，它随体位的变化而变化。正常重力是通过被动的韧带张力和小的肌肉主动活动产生的力矩得以均衡的，并使压力适宜地分布在负重面上。过度的拉力施加于韧带和肌肉以及异常的负重面都将影响重心线的位置，改变人体的姿势。在正常人群中，可以发现正确的姿势有轻度偏差，在站立姿势通常包含着大约 4cm 的前后倾斜。

2. 姿势评估的方法

（1）正面观　头颈无向前或侧向倾斜；肩锁关节和胸锁关节等高；肋弓无旋转，骨盆对称；下肢等长，无明显膝内翻或膝外翻；胫骨无明显弯曲；无明显足内外翻等。

（2）背面观　枕外隆凸、脊柱棘突、臀裂、双膝关节内侧中心、双踝关节内侧中心在一条线上，两侧肩峰、肩胛骨等高且对称；脊柱无明显侧弯；两侧髂嵴、股骨大转子、腓骨头、胫骨等高；膝关节无明显内外翻；胫骨无明显弯曲；无明显足内外翻等。

（3）侧面观　从侧面看，耳屏、肩峰、股骨大转子、膝、踝五点一线。同时可见脊柱 4 个生理曲度，即颈椎前凸、胸椎后凸、腰椎前凸、骶椎后凸。其中颈曲和腰曲最大，胸曲次之，骶曲最小，正常的颈曲和腰曲是介于 3 cm～5 cm。

步骤二：通过观察老人三面观，根据观察结果，进行异常姿势分析

（1）正面观

异常直立位姿势的正面观评估如表 2-1 所示。

表 2-1 异常直立位姿势正面观评估

观察部位	观察结果	异常姿势分析
头部	头下颌骨不对称	先天性，或者有外伤
肩部	肩峰上翘	肩锁关节脱白
骨盆	髂嵴不对称	腰方肌短缩，下肢不等长
髋关节	髋内旋、外旋	内旋时，髌骨转向腿内侧； 外旋时，髌骨转向腿外侧
髌骨	高度升高 高度降低	股四头肌短缩 髌韧带短缩
膝关节	膝内翻 膝外翻	两腿呈"O"形，髋内旋肌紧张、髋外旋肌、胫后肌、腘绳肌拉长 两腿呈"X"形，膝外侧肌肉和软组织紧张，内侧组织被拉长
小腿	胫骨外旋、内旋	胫骨外旋常与股骨后倾、后交叉韧带撕裂、胫骨结构畸形有关 胫骨内旋常与股骨前倾、前交叉韧带撕裂、胫骨结构畸形有关
足	𫟼趾外翻	常由跖骨头内侧过度生长、跖趾关节脱位、𫟼趾滑膜囊肿引起

（2）背面观

异常直立位姿势的背面观评估如表 2-2 所示。

表 2-2 异常直立位姿势的背面观评估

观察部位	观察结果	异常姿势分析
头部	倾斜	由颈部两侧肌群的肌张力不均引起
肩部	不对称	由肩部周围肌群的肌张力不均引起
脊柱	侧弯	由先天性或长期姿势不良引起，表现为凹侧组织紧张，凸侧组织薄弱、被牵拉
骨盆	倾斜	常由腰背肌肉力量失衡、下肢长短不一、髋关节脱位等原因引起
	旋转	常见于偏瘫患者
髋关节	股骨大转子高度改变	足膝无异常时为股骨短缩所致
膝关节	膝内翻	两腿呈"O"形，髋内旋肌紧张、髋外旋肌、胫后肌、腘绳肌拉长
	膝外翻	两腿呈"X"形，膝外侧肌肉和软组织紧张，内侧组织被拉长

（3）侧面观

异常直立位姿势的侧面观评估如表 2-3 所示。

表 2-3 异常直立位姿势侧面观评估

观察部位	观察结果	异常姿势分析
头部	头部向前倾斜	常因姿势不良造成颈部屈肌放松，伸肌紧张
胸部	胸椎后凸增加	常见于脊柱结核、长期前倾疲劳、脊柱的退行性变等
	胸椎后凸减少	胸曲和腰曲小于 2 cm～3 cm，常伴骨盆后倾

（续表）

观察部位	观察结果	异常姿势分析
胸部	骨盆后倾	耻骨联合位于髂前上棘之前,髂前上棘位于重心线后方
	骨盆前倾	耻骨联合位于髂前上棘之后,髂前上棘位于重心线后前
	膝过伸	常因股四头肌、腓肠肌紧张引起
	膝过屈	伴踝背屈,髋屈曲,股四头肌拉长

任务二　体格的评估

步骤一:对应老年人临床体格检查内容,分析老人一般医学检查报告单

(一) 生命体征

生命体征(vital sign)是评价老年人生命活动存在与否及其质量的指标,是体格检查必检项目之一,包括体温、脉搏、呼吸和血压。

1. 体温(body temperature)

体温测量及正常范围:① 腋测法:擦干腋下汗液,将体温表水银端置于腋窝顶部,嘱老人上臂夹紧并屈肘过胸,10 分钟后取出读数。正常值是 36～37 ℃。② 口测法:将消毒后的体温计水银端斜置于老人舌下,紧闭口唇 5 分钟后取出读数。使用该法时应嘱老人不用口腔呼吸,正常值为 36.3～37.2 ℃。③ 肛测法:老人取侧卧位,将肛门体温计头端涂以润滑剂,徐徐插入肛门,约达体温计长度的一半为止,5 分钟后取出读数。该法测值稳定,多用于神志不清者。正常值是 36.5～37.7 ℃。

2. 脉搏(pulse)

脉搏检查主要采用触诊浅表动脉搏动情况,检查者将右手食指、中指、无名指并齐按压在老人手腕部的桡动脉处,压力大小以能清楚地感受到动脉搏动为宜,数 30S 的脉搏数,记录 1 分钟脉搏数,正常成人脉率为 60～100 次/分,老年人偏慢。

3. 呼吸(respiration)

通过观察老年人胸壁和腹壁的起伏运动,观察呼吸频率、节律和深度的变化。呼吸的测量可在测量脉搏之前或之后,护理员的手仍按在老人手腕处,以转移其注意力,避免因素紧张而影响检查结果。观察老人胸部或腹部起伏次数,一吸一呼为 1 次,观察 1 分钟。正常成人静息状态下呼吸频率为 16－18 次/分。危重病人呼吸微弱不易观察时,用少许棉花置于病人鼻孔前,观察棉花被吹动的次数,一分钟后记数。

4. 血压(blood pressure,BP)

血压是重要的生命体征之一,通常指动脉血压和体循环血压。血压的测量单位是毫米汞柱(mmHg)。

(1)测量方法:被检者安静休息 5～10 分钟,取仰卧位或坐位,右上肢(通常测右上肢血压)裸露伸直并轻度外展,肘部置于心脏同一水平,将大小合适的气袖均匀紧贴皮肤缠于上臂,使其下缘在肘窝上约 2 cm～3 cm,气袖的中央位于肱动脉表面。检查者扪及肱动脉搏动后,将听诊器胸件置于搏动部位上准备听诊。向袖带内充气,边充气边听诊,待肱动脉搏动消失,再升高 20～30 mmHg 后,缓慢放气双眼随汞柱下降,平视汞柱表面根据听诊结果读出血压值。根据 Korotkoff5 期法,听到动脉搏动声第一声响时的血压值为收缩压(第 1 期),随后声音逐渐加强为第 2 期,继而出现柔和吹风样杂音为第 3 期,之后音调突然变低钝为第 4 期,最终声音消失即达第 5 期。声音消失时的血压值即为舒张压。血压至少应测量 2 次,取其平均值。

高血压:指血压≥140/90 mmHg。大多数高血压为原发性高血压,继发性高血压可见于肾脏疾病、糖尿病、颅内压增高等。

低血压:指血压＜90/60 mmHg。常见于休克、急性心肌梗死、心力衰竭。

正常血压:收缩压:90－139 mmHg;舒张压:60－89 mmHg。

(二) 体型

个体的体型一般分为瘦长型、匀称型、矮胖型。

(三) 营养状态

营养状态评估时可根据皮肤、毛发、皮下脂肪、肌肉的发育情况进行综合评价,常用良好、中等、不良三个等级来对营养状态进行描述。

1. 营养良好

营养良好的老年人主要表现为黏膜红润、皮肤光泽、弹性良好,皮下脂肪丰满,肌肉结实而有弹性,指甲、毛发润泽,肋间隙及锁骨上窝深浅适中。

2. 营养中等

营养中等的老年人主要表现为皮肤、黏膜、皮下脂肪、肌肉及指甲状态介于营养良好和不良之间。

3. 营养不良

营养不良的老年人主要表现为皮肤黏膜干燥、弹性降低,皮下脂肪菲薄,肌肉松弛无力,指甲粗糙无光泽,毛发稀疏,肋间隙及锁骨上窝凹陷。

(四) 体位与步态

老年人常见体位包括:身体活动自如,不受限制的自主体位,该种体位多见于正常人或轻症病人。老年人不能自行调整或变换身体位置的被动体位,见于肢体活动障碍、极度衰弱或意识丧失者。老年人为减轻痛苦,被迫采取特殊的强迫体位,常常见于哮喘发作病人、急性肠系膜炎等。

老年人的步态受健康状态和精神状态的影响,如疲劳和情绪低落或者病理状态可出现垂肩、弯背、蹒跚步态、慌张步态等。

（五）皮肤及淋巴结

1. 皮肤的评估

皮肤作为身体与外界环境之间的屏障,其病变既可以是皮肤本身疾患,也可作为全身疾病的一部分而成为重要的诊断线索。皮肤病变的检查一般通过视诊观察,有时尚需配合触诊。

（1）颜色　常见的皮肤颜色异常有苍白、发红、黄染、色素沉着及色素脱失等。

（2）皮疹（skin eruption）有多种多样,许多特征性皮疹可作为诊断全身疾病的重要线索。除皮肤病本身外,皮疹常见于传染病和过敏性疾病等。发现皮疹时,应注意其消长时间、出现顺序、分布范围、皮疹的颜色及形态、有无局部隆起,以及是否瘙痒和脱屑等。

2. 淋巴结的评估

淋巴结评估的内容主要包括局部或全身的淋巴结的大小、质地、能否移动、有无压痛等。

（六）颜面及其器官

1. 眼的检查

视力:分为远视力和近视力,后者通常指阅读视力,采用通用的国际标准视力表进行检测。若在 1 m 处亦不能看见视力表上最大一行视标,让病人辨认手指数目或眼前手动,若不能辨认眼前手动,可直接用电筒分别检查两眼的光感,光感消失则判断为完全失明。

2. 耳

耳是听觉和平衡器官,分为外耳、中耳和内耳三个部分。

（1）外耳:主要为视诊,应注意耳郭的外形、位置及对称性,外耳道皮肤是否正常,有无溢液等。

（2）中耳:借助检耳镜观察鼓膜是否穿孔。

（3）乳突:检查注意皮肤有无红肿和压痛。

（4）听力:分为粗测与精测法。下面介绍粗测法:在静室内嘱被检查者闭目坐于椅子上,并用手指堵塞两侧耳道,检查者持手表或以拇指与示指互相摩擦,自 1 m 以外逐渐移近被检查者耳部,直到被检查者听到声音为止,测量距离。与正常人对照,听力正常时一般约在 1 m 处即可听到机械表与捻指声。

3. 鼻

（1）鼻外观:注意鼻的皮肤和外形。如有无色素沉着、红斑、骨折等。

（2）鼻翼扇动:吸气时鼻孔扩大,呼气时回缩,见于严重呼吸困难的病人。

（3）鼻中隔:注意有无偏曲、穿孔,后者见于鼻腔慢性炎症、外伤。

（4）鼻出血:单侧见于外伤、鼻腔感染、局部血管损伤、鼻咽癌、鼻中隔偏曲等。双侧鼻多因全身性疾病引起,如某些传染病、血液病等。

（七）胸部

（1）扁平胸:胸廓扁平,前后径短于左右横径的一半。见于瘦长体型者,亦可见于重度营养不良、慢性消耗性疾病,如肺结核、晚期肿瘤。

(2)桶状胸:胸廓呈圆桶状,前后径与左右径几乎相等,肋骨斜度变小,肋间隙增宽饱满,腹上角增大。见于严重肺气肿患者,老年人多为桶状胸。

步骤二:明确常用体表标志

人体常用体表标志如图2-1、图2-2所示。

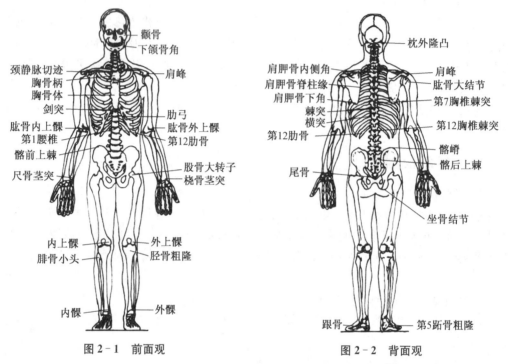

图2-1 前面观   图2-2 背面观

1. 头部体表标志

(1)头顶点 顶骨后方的最凸点称为头顶点。测量身高时以此作为起始点。

(2)枕外隆凸 头后部正中线上的骨性突起,位于枕骨大孔的后上方。

(3)眉弓 眶上缘上方的弓形突起。

2. 躯干体表标志

(1)胸骨角 平对第2肋骨,可用来计算上下肋及肋间隙的位置,为胸骨体与胸骨柄连接形成的向前的横形突起。

(2)剑突 可于两肋弓夹角的三角形凹陷处触及。

(3)椎骨棘突 在背部正中的皮下可触及,低头时,在平肩处可以触到显著的骨性突起,为第7颈椎。

3. 上肢体表标志

(1)锁骨 位于胸廓前上部,呈"S"形,在皮下可触及。

(2)肩胛骨 位于背部外上方,上缘外侧角突起为喙突,上角及下角分别平对第2肋和第7肋,后面的横向突起为肩胛冈,肩胛冈根部平对第3胸椎棘突。外侧端的耸起为肩峰(肩峰可作为上肢测量标志点),都可在皮下触及。

(3)肱骨内、外上髁 分别在肘关节内、外侧,肱骨下端皮下。可作为上肢测量标志点。

(4)尺骨鹰嘴 在肘后方,屈肘时极为明显。可作为上肢测量标志点。

(5)尺骨茎突 在腕部尺侧和尺骨头后内侧,旋前时比较明显。可作为上肢测量标志点。

(6)桡骨头 在肱骨外上髁的下方。

(7)桡骨茎突 在腕部桡侧、桡骨下段外侧的骨性突起。可作为上肢测量标志点。

(8)肱二头肌 在上臂的前面,对于下部的肌腱可在肘窝处摸到,当屈肘握拳旋后时,可明显在臂前面见到膨隆的肌腹。

(9)肘窝横纹 屈肘时,出现在肘窝的横纹。

(10)腕横纹 屈腕时,在腕掌侧会出现2～3条横行的褶皱。

4.下肢体表标志

(1)坐骨结节 坐骨的最低点,坐下时最先与凳子相接触的位置。

(2)股骨大转子 股骨颈与股骨体交界处,外侧的隆起,可在皮下触及。

(3)股骨内、外侧髁 大腿下端,可在膝关节两侧的皮下触及。

(4)髌骨 膝关节前面皮下可触及。

(5)胫骨内、外侧髁 胫骨上端两侧皮下可触及。

(6)胫骨粗隆 在膝关节前面下方皮下易触及,屈膝时更明显。

(7)腓骨头 在胫骨外侧髁下方皮下可触及,屈膝时较明显。

(8)外踝 腓骨下端向外的骨突。

(9)内踝 胫骨下端向内的骨突。

步骤三:体格评估实施

(一)人体身高、体重的测量

1.身高测量

身高可以反映人体骨骼纵向生长水平,即人体直立时,由头顶点到地面的垂直距离。

具体方法:在测量身高前应脱去鞋、帽、袜,直立,两脚并拢,足尖分开40°～60°,背靠测量尺,足跟、骶骨正中线和两肩胛骨间三处紧贴测量尺,双目平视。测量者站于被测量者侧方,移动滑标使其紧贴头顶点,读出数据后,嘱被测量者离开。可多测量几次,避免误差。记录以厘米为单位,保留小数点后1位。

2.体重测量

体重反映人体发育程度和营养状况。

具体方法:测量前应空腹、排尿,要校正体重计,归零。一般站立于体重计的中央测量,双手自然下垂,测量的数据为体重。测量者读数后再嘱被测量者离开,可多测几次,避免误差。记录以千克为单位,保留小数点后1位。

因体重没有绝对标准,因此常以身体质量指数(BMI)来判断其营养状况和肥胖程度,即体重除以身高的平方。计算公式为:身体质量指数(BMI)=体重(kg)/身高^2(m^2)。

我国目前常用的成人肥胖诊断标准如下:

(1) 消瘦:BMI<21;

(2) 正常:BMI 在 21～25(男 22～25,女 21～24);

(3) 肥胖:BMI>25。

(二) 肢体长度的测量

测量肢体长度时,应将两侧肢体放在对称的位置,便于对比。为了减少误差,必须将皮尺放在正确的体表标志点上,测量双侧肢体的长度。必要时要画出标记,测量的单位为厘米(cm)。

1. 上肢长度测量

名称	测量方法	图片演示
上肢总长度	测量时,一般取立位或坐位,上肢在体侧自然下垂,肘伸展,前臂旋后,腕关节中立位。测量从肩峰外端至桡骨茎突的距离,若上肢总长度包括手长,则测量从肩峰外端至中指指尖的距离	
上臂长度	体位同上。测量从肩峰外端至肱骨外上髁的距离	
前臂长度	体位同上。测量从肱骨外上髁至桡骨茎突的距离,也可测量从尺骨鹰嘴至尺骨茎突的距离	
手长度	手指取自然伸展位,测量从桡骨茎突和尺骨茎突连线起点至中指指尖的距离	

2. 下肢长度测量

名称	测量方法	图片演示
下肢总长度	测量时,一般取仰卧位或立位,骨盆水平,髋关节中立位,下肢自然伸展。测量从髂前上棘到内踝下缘的最短距离,或者测量从股骨大转子至外踝下缘的距离	(a)　　　　(b)
大腿长度	体位同上。测量从股骨大转子至膝关节外侧关节间隙的距离,或者测量从髂前上棘至膝关节内侧间隙的距离	
小腿长度	体位同上。膝关节外侧关节间隙到外踝下缘,或者膝关节内侧关节间隙至内踝下缘	
足长度	踝中立位,测量从足跟至第2趾前端的距离	

(三) 躯干围度的测量

1. 头围

头围可反映颅骨与脑的发育情况。一般取坐位,测量时将皮尺起始点固定于头部一侧眉弓上缘,紧贴皮肤绕枕骨结节最高点一周后回到起点,该读数为头围长度。

2. 胸围

胸围可以作为呼吸、循环功能的间接评估任务。测量时取坐位或立位,上肢自然下垂。测量应在平静呼气末和吸气末分别进行。深呼吸与深吸气的胸围差可以反映胸廓扩张的程度。对乳房发达的成年女性,可在乳头稍高位置测量。

3. 腹围

通过腹围的测量可以了解营养吸收情况或老人腹胀程度。体位同上。测量时,用皮尺自脐水平环绕腹部一周(通过第12肋骨下缘和髂前上棘中点水平线)得出数据。腹部消化器官及膀胱充盈程度不同则腹围有所不同。

4. 臀围

一般取立位,双上肢自然下垂。取臀部最丰满的部位(即约在股骨大转子和髂前上棘连线中间)测量。

5. 腰臀比

即测量的腰围除以臀围的比值。合理的腰臀比应该为:男子 0.85～0.90,女子

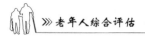

0.75～0.80。

（四）肢体围度的测量

通过对肢体围度的测量,可以了解肢体肌肉有无肿胀或萎缩及其程度。测量时皮尺要松紧适度,要与肢体长轴垂直,不能倾斜,并注意两侧肢体对称摆放,以便于对比。测量单位为厘米(cm)。

名称	测量方法	图片演示
上臂围度	一般分用力屈肘或自然伸展两种情况。测量取上臂肱二头肌肌腹也就是最大膨隆处的围度。肌肉紧张和放松时测出的围度差称为臂围差,臂围差可以反映上臂肌肉发达程度	
前臂围度	前臂自然下垂放松,分别测量前臂近端最粗的位置和远端最细位置的围度	
大腿围度	取仰卧位,两腿自然分开,膝关节伸展。测量时一般取大腿中段或髌骨上方 10 cm 处或从髌骨上缘向大腿中段 5 cm、10 cm,15 cm 处的围度,记录的结果要与测量部位对应	
小腿围度	体位同上。分别测量小腿最粗处和最细处的围度	

（五）截肢残端长度的测量

截肢者需要佩戴假肢,因此必须进行残端长度的测量,为假肢的设计制作提供必要数据。截肢残端长度的测量与正常人体肢体长度测量方法有所不同。

名称	测量方法	图片演示
上臂残端长度	测量时一般取坐位或立位。测量从腋窝前缘至残端末端的距离	

（续表）

名称	测量方法	图片演示
前臂残端长度	体位同上。测量从尺骨鹰嘴沿尺骨至残端末端的距离	
大腿残端长度	取仰卧位，两腿自然分开，膝关节伸展。测量从髂前上棘至残端末端的距离	
小腿残端长度	测量时一般取坐位。测量从膝关节外侧间隙至残端末端的距离	

（六）截肢残端围度的测量

通过截肢残端围度的测量可以了解残端的肿胀、萎缩程度，为假肢的设计与制作提供必要数据。一天内肢体的围度可能存在微小的变化，因此记录时要注明时间。

名称	测量方法	图片演示
上臂残端围度	测量时一般取坐位或立位。从腋窝向下每隔2.5 cm测量一次，直至断端	

(续表)

名称	测量方法	图片演示
前臂残端围度	体位同上。从尺骨鹰嘴向下每隔2.5 cm测量一次，直至断端	尺骨鹰嘴 2.5 cm 5 cm 7.5 cm
大腿残端围度	一般取立位。从坐骨结节向下每隔5 cm测量一次，直至断端	坐骨结节 5 cm 10 cm
小腿残端围度	一般取坐位。从膝关节外侧间隙向下每隔5 cm测量一次，直至断端	膝关节外侧 5 cm 10 cm

项目二　关节活动度测量

 任务情境

李奶奶的"麻花辫"不见了

李奶奶是一位爱美的老太太，她最心仪的就是自己的那对麻花辫了，3个月前，李奶奶肩周炎越来越严重，左肩疼痛厉害，关节活动受限严重，肩关节外展活动度大约只有40度。原本每天都要早起进行梳妆打扮一番，由于左侧上肢抬不上去，无法完成梳理头发的动作，为了方便洗漱、修饰，李奶奶将她心爱的麻花辫剪掉了，留起了短发。

任务分析

　　李奶奶剪掉自己的长发是因为左侧肢体活动受限,无法完成梳理头发,我们正常能够完成梳头这个动作需要上肢肩、肘、腕及指间关节的共同参与,以肩关节为例,其外展活动度至少要达到 90 度以上,因此对老年人的各关节运动的活动度要有明确的认识,才能了解老人的活动受限程度及为后续的康复训练和照护提供依据。

 任务实施

实施步骤		具体内容
工作准备		1. 环境准备:评估空间宽敞明亮,房间无异味,温湿度适宜。
		2. 评估员准备:穿戴整齐,修剪指甲,七步洗手法洗净双手,核对老人信息,向老人讲述本次评估的目的等。
		3. 老年人准备:老人意识清楚、能随评估要求变换体位,身穿宽松衣物,注意保暖。
		4. 物品准备:PT 床、关节活动测量尺一套、评估记录单等。
任务分配	任务一:认识关节活动度	1. 明确关节活动度的定义和分类; 2. 认识关节活动度测量工具。
	任务二:上肢关节活动度测量	1. 肩关节活动度测量; 2. 肘关节及前臂活动度测量; 3. 腕关节活动度测量。
	任务三:下肢关节活动度测量	1. 髋关节活动度测量; 2. 膝关节活动度测量; 3. 踝关节活动度测量。
整理记录		1. 整理物品:关节活动测量尺整理归位,整理床铺,协助老人上床休息; 2. 洗手、记录、报告:洗净双手,关节活动测量记录单清晰记录各关节活动度范围,发现异常情况向康复医师、康复治疗师报告。
注意事项		1. 评估员采取正确的评估姿势,找准轴心,老人按规定摆放合适的体位和姿势,并裸露待评估关节。 2. 关节的起始位一般以解剖位为 0°,允许测量误差为 3°~5°。 3. 先评估关节的主动运动范围,后评估被动运动范围,并与对侧相应关节评估结果进行比较。 4. 避免在按摩、锻炼及其他康复治疗后立即进行评估。

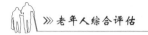
任务一 认识关节活动度

老年人存在运动功能障碍时,关节存在炎症、红肿、粘连、疼痛、皮肤温度升高等病理情况,关节活动度均会受到不同程度的影响,导致关节活动度受限。

步骤一:明确定义与分类

关节活动度(range of motion,ROM),又称关节活动范围,是指关节的远端向着或离开近端运动,远端骨所达到的新位置与近端骨之间的夹角。关节活动度测量即测量远端骨和近端骨之间的夹角。记录 ROM 检查结果时,确定关节活动度的起点非常重要。一般除前臂旋转检查以手掌处于矢状面时为 0°位外,其余关节一律以肢体处于解剖位时的 0°位。

关节活动度的测定是评估运动功能障碍的一个重要评估方法。其主要分为主动关节活动度和被动关节活动度。前者是受试者主动完成的关节活动,主要可以反映关节活动受限程度与肌肉的力量;后者是测试者使被测定关节发生关节活动,一般大于关节主动活动度,可以反映关节在活动终末端的性质。

步骤二:认识关节活动度测量工具

(1)常用量角器 常用量角器可分通用量角器(图 2-3)和指关节量角器(图 2-4)两种。通用量角器又有 180°测角计和 360°测角计之分,以 180°测角计最常用。测角计有两臂,分别称为固定臂和移动臂,二者由一轴心连接。使用时要在标准的体位和肢位下,把测角计的轴心点放置在关节运动的骨性标志点上,将测角计固定臂和移动臂分别放在该关节的近端骨和远端骨肢体的长轴上,使关节沿轴心向另一个方向运动达到最大限度,然后在测角计上读出关节所处的角度。

(2)方盘量角器 根据关节相对于重心做运动的特点,设计出指针永远向上并能够直接对关节活动范围进行测量的量角器,其操作简便(图 2-5)。

(3)皮尺 常用于脊柱测量,单位为厘米(cm)。例如,测量前屈活动度时,将躯干前屈,测量指端与地面间的距离。

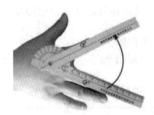
图 2-3 通用量角器

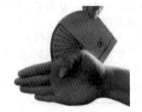
图 2-4 指关节量角器

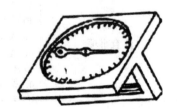
图 2-5 方盘量角器

任务二 上肢关节活动度的测量

上肢主要关节有肩关节、肘关节、前臂关节、腕关节及手关节。本次任务主要学习肩、肘、前臂、腕关节的测量。

步骤一:肩关节活动度测量

测量部位	运动类型	测量方法	正常参考值(°)	测量演示
肩关节活动度	屈曲	(1) 体位:取坐位、立位、侧卧位、仰卧位。肘伸展,手掌朝向内侧。 (2) 测角计位置:固定臂,通过肩峰的垂直线与躯干平行;移动臂,与肱骨长轴平行或一致;轴心,肩峰。 (3) 运动方式:在矢状面上绕冠状轴运动,上肢向前上方运动。	0°~170°	
	后伸	(1) 体位:取坐位、立位、侧卧位、俯卧位。肘伸展,手掌朝向内侧。 (2) 测角计位置:固定臂,通过肩峰的垂直线与躯干平行;移动臂,与肱骨长轴平行或一致;轴心,肩峰。 (3) 运动方式:在矢状面上绕冠状轴运动,上肢向后上方运动。	0°~60°	
	外展	(1) 体位:取坐位、立位、仰卧位,肩关节无屈曲、伸展,前臂旋后,掌心向前。 (2) 测量计位置:固定臂,通过肩峰与躯干(脊柱)平行;移动臂,与肱骨长轴平行或一致;轴心,肩峰。 (3) 运动方式:在额状面上向外方运动。	0°~170°	

（续表）

测量部位	运动类型	测量方法	正常参考值(°)	测量演示
肩关节活动度	内收	（1）体位：取坐位、立位、仰卧位，肩关节屈曲20°～45°，前臂旋前，掌心向后。 （2）测量计位置：固定臂，通过肩峰与躯干（脊柱）平行；移动臂，与肱骨长轴平行或一致；轴心，肩峰。 （3）运动方式：使肩关节处于20°～45°屈曲位，上肢从身体前方向内运动。	0°～45°	
	内旋、外旋	（1）体位：取仰卧位，上肢肩关节外展90°，肘关节屈曲90°与床面垂直，前臂中立位。坐位或立位也可。 （2）测角计位置：固定臂，与地面垂直；移动臂，与尺骨纵轴一致；轴心，尺骨鹰嘴。 （3）运动方式：前臂在矢状面绕冠状轴的运动，外旋是向头的方向运动，内旋是向下肢方向的运动。	外旋0°～90° 内旋0°～70°	

步骤二：肘关节及前臂活动度测量

测量部位	运动类型	测量方法	正常参考值(°)	测量演示
肘关节及前臂活动	肘屈曲、伸展	（1）体位：取坐位或立位，上臂紧靠躯干，伸肘，前臂旋后。 （2）测角计位置：固定臂，与肱骨长轴一致或平行；移动臂，与桡骨长轴一致或平行；轴心，肱骨外上髁。 （3）运动方式：在矢状面绕冠状轴的运动。屈曲，前臂从前方做向肱骨接近的运动；伸展，从屈曲位做返回的运动。	屈曲0°～145°；伸展0°	
	前臂旋前、旋后	（1）体位：取坐位或立位，上臂紧靠躯干，肘关节屈曲90°，前臂呈中立位，手掌朝向体侧，手指伸展。 （2）测角计位置：固定臂，通过桡骨茎突，与地面呈垂直；移动臂，桡骨茎突与尺骨茎突的连线；轴心，中指末端。 （3）运动方式：在水平面绕垂直轴的运动。旋前，拇指向内侧，手掌向下转动；旋后，拇指向外侧，手掌向上转动。	旋前0°～90° 旋后0°～90°	

步骤三:腕关节活动度测量

测量部位	运动类型	测量方法	正常参考值(°)	测量演示
腕关节活动	掌屈、背屈	(1) **体位**:取坐位或立位,肘关节屈曲90°,前臂置于桌上,手掌悬空,掌心与地面平行,腕关节不得出现桡屈、尺屈及手指曲,以免影响腕关节活动。 (2) **测角计位置**:固定臂,与尺骨长轴平行;移动臂,与第5掌骨外侧中线平行;轴心,尺骨茎突稍向远端,或桡骨茎突。 (3) **运动方式**:在矢状面绕冠状轴的运动。掌屈,手掌靠近前臂屈侧的运动;背屈,手掌靠近前臂伸侧的运动。	掌屈 0°~80° 背屈 0°~70°	
	桡偏、尺偏	(1) **体位**:前臂旋前,掌心朝下置于桌面上。 (2) **测角计位置**:固定臂,与前臂长轴一致或平行;移动臂,与第3掌骨长轴一致;轴心,腕关节背侧中点。 (3) **运动方式**:在水平面绕垂直轴的运动。桡偏,手向靠近桡骨方向运动;尺偏,手向靠近尺骨方向运动。	桡偏 0°~20° 尺偏 0°~30°	

任务三　下肢关节活动度的测量

步骤一:髋关节活动测量

测量部位	运动类型	测量方法	正常参考值(°)	测量演示
髋关节活动度	屈曲、伸展	(1) **体位**:取仰卧位或侧卧位,方法有膝关节屈曲和伸展两种,测定伸展时呈俯卧位。 (2) **测角计位置**:固定臂,两侧髂前上棘连线;移动臂,股骨长轴;轴心,股骨大转子。 (3) **运动方式**:在矢状面绕冠状轴运动。屈曲,做向靠近头部方向的运动;伸展,下肢在矢状面上做从基本肢位向后方的运动。	屈曲(膝伸展位) 0°~90°, 屈曲(膝屈曲位) 0°~125°; 伸展 0°~15°	

测量部位	运动类型	测量方法	正常参考值(°)	测量演示
	外展、内收	(1) 体位:取仰卧位,髋关节屈曲、伸展、旋转均呈0°位,膝关节呈伸展位。 (2) 测角计位置:固定臂,两侧髂前上棘连线;移动臂,股骨纵轴;轴心,髂前上棘。 (3) 运动方式:在冠状面绕垂直轴运动。外展,下肢做向外的运动;内收,下肢做从基本肢位向内的运动。	外展 0°~45° 内收 0°~20°	
	内旋、外旋	(1) 体位:取仰卧位或俯卧位,膝关节呈90°屈曲。仰卧位时,被检下肢在床边自然下垂,另一侧下肢在床上呈膝立位。 (2) 测角计位置:固定臂,通过髌骨中心的垂线,与地面垂直;移动臂,胫骨纵轴;轴心,髌骨中心。 (3) 运动方式:在水平面绕垂直轴的运动。外旋,使被检足向靠近另一侧下肢的方向运动;内旋,使被检足向远离另一侧下肢的方向运动。	内旋 0°~45° 外旋 0°~45°	

步骤二:膝关节活动度测量

测量部位	运动类型	测量方法	正常参考值(°)	测量演示
膝关节活动度	屈曲	(1) 体位:取俯卧位,髋关节无内收、外展、屈曲、伸展、旋转。 (2) 测角计位置:固定臂,股骨纵轴;移动臂,腓骨小头与外踝连线;轴心,股骨外侧髁。 (3) 运动方式:在矢状面绕冠状轴的运动。屈曲,小腿做向靠近臀部方向的运动;伸展,从基本肢位做向屈曲相反方向的运动。	屈曲 0°~135° 伸展为0°	

步骤三:踝关节活动度测量

测量部位	运动类型	测量方法	正常参考值(°)	测量演示
踝关节活动	背屈、跖屈	(1) 体位:取坐位或仰卧位,膝关节屈曲大于30°,踝关节无内翻、外翻。 (2) 测角计位置:固定臂,腓骨小头与外踝的连线(腓骨外侧中线);移动臂,第5跖骨长轴;轴心,第5跖骨与小腿纵轴延长线在足底的交点。(外踝下方大约1.5 cm处) (3) 运动方式:在矢状面绕冠状轴的运动。背屈,足尖从中立位向靠近小腿的方向运动;跖屈,与背屈相反方向的运动。	背屈 0°~20° 跖屈 0°~45°	20° 0° 0° 30°
	内翻、外翻	(1) 体位:坐位(仰卧位),膝关节在桌缘处呈90°屈曲,髋关节无内收、外展旋转。 (2) 测角计位置:固定臂,与小腿长轴垂直的平行线;移动臂,与足距面平行;轴心,两臂交点。 (3) 运动方式:在冠状面绕矢状轴的运动。外翻,足的外缘向上方的运动;内翻,足的外缘向下方的运动。	内翻 0°~30° 外翻 0°~15°	(a) 内翻　(b) 外翻

项目三　肌力评估

任务情境

心有余而"力"不足

王爷爷,75岁,半年前骑三轮车不慎翻车,腰部着地,双下肢不能活动,送医院摄片示"T12椎体粉碎性骨折伴完全脱位",术后长期卧床。家中子女不能随时陪伴照护,安排入住养老机构,入院后王爷爷说:"在家没有条件锻炼,只能躺在床上,在这里有那么好的条件,我一定要下地走路。"王爷爷的康复欲望非常强,他目前只可佩戴胸托支具双手扶持下坐数小时,不能站立行走,他每天对护理员念叨他什么时候才能站起来,护理员会安慰他说:"别着急,大爷,咱现在腿上力量还不够,等啥时候腿上力量上来了,就能训练站立行走了"。

任务分析

王爷爷什么时候可以站立,或者说他什么时候可以训练站立行走任务,非常重要的一项因素就是下肢肌力。随着年龄的增长,老年人生理上出现肌肉不同程度萎缩,再加上王爷爷长期卧床,下肢的肌力减退严重,为了王爷爷安全有效地进行康复训练,评估员就要学会评估老年人的肌力状况。

任务实施

实施步骤		具体内容
工作准备		1. 环境准备:评估空间宽敞明亮,房间无异味,温湿度适宜。
		2. 评估员准备:穿戴整齐,修剪指甲,七步洗手法洗净双手,核对老人信息,向老人讲述本次评估的目的、所需时间、保护老人安全等。
		3. 老年人准备:老人意识清楚、身穿宽松衣物,注意保暖。
		4. 物品准备:PT床、评估记录单等。
任务分配	任务一:认识肌力	1. 认识肌力的基本概念; 2. 向老人介绍肌力评估目的; 3. 选用评估标准。
	任务二:临床常用肌力的评估实施	1. 上肢主要肌力评估; 2. 下肢主要肌力评估。
整理记录		1. 整理物品:整理床铺,协助老人上床休息。 2. 洗手、记录、报告:洗净双手,记录老人肌力情况,发现肌力异常情况向康复医师、康复治疗师报告。
注意事项		1. 取得老人充分理解及积极配合,测试前向老人做好说明并做简单的预试活动。 2. 采取正确的检查顺序,肌力评估时一般先从3级检查,能够完成3级动作继续做4级及5级检查,不能完成的再逐级下降检查,不必所有级别均进行评估,以减少老人的体力消耗。 3. 评估员正确施加阻力,一旦发现老人不适,应立即终止检查。 4. 把握禁、慎用情况,高血压病、心脏病等症状明显者慎用;疼痛、骨折、关节活动严重受限、创伤未愈等影响检查结果者,不适用该检查。

任务一　认识肌力

步骤一:认识肌力基本概念

(一) 定义

1. 肌力(muscle strength):指肌肉运动时最大收缩的力量。

2. 肌力测定:测定受试者在主动运动时肌肉或肌群的最大收缩力量,以评估肌肉的功能状态。

3. 肌力低下是指一块肌肉或肌群主动收缩的能力下降甚至丧失,也称肌无力。常见于原发性肌病、神经系统疾病、长期制动引起的肌肉废用等

(二) 肌肉的功能分类

1. 原动肌

在运动的发动和维持中一直起主动作用的肌肉。

2. 拮抗肌

是指与运动方向完全相反或发动和维持相反运动的肌肉,以保持关节活动的稳定性及增加运动的精确性,并能防止关节损伤。

3. 协同肌

配合原动肌并随原动肌一起收缩的肌肉或肌群,可分为联合肌、中和肌、固定肌。

联合肌:也称副动肌,指与原动肌一起收缩产生与原动肌相同功能的肌肉。

固定肌:固定相关肢体从而更好地发挥原动肌对肢体动力作用的肌肉。

中和肌:可抵消原动肌收缩时产生的一部分不需要动作。

(三) 肌肉的收缩类型

1. 等长收缩是肌肉收缩时关节不活动,肌肉长度不变,张力增加,又称静力性收缩。常用来维持特定体位和姿势。

2. 等张收缩是肌肉收缩时关节活动,肌肉缩短,但张力保持相对恒定,分为向心性收缩和离心性收缩。

(1)向心性收缩:主要指主动肌的收缩。肌肉收缩时,肌肉的两端相互靠近,肌纤维的长度变短,又称向心性缩短。

(2)离心性收缩:主要指拮抗肌的收缩。肌肉收缩时,肌肉的两端相互分开,肌纤维的长度被拉长,又称离心性延伸。

3. 等速收缩指肌肉收缩时,产生肌张力变化,而带动的关节运动的速度是由仪器设定不变的等速收缩也有向心性与离心性两种不同的收缩,等速缩产生的运动称为等速运动。在一般生理活动状态很难产生等速收缩,只有在特定的仪器上才能进行等速运动。

步骤二:介绍肌力评估的目的

1. 判断有无肌力下降及肌力下降的程度与原因。
2. 检验神经肌肉病变的恢复程度和速度。
3. 指导康复治疗。

步骤三:选用评估标准

徒手肌力评估(manual muscle testing,MMT):是在特定的体位下,让老人做标准动作,通过触摸肌腹、观察肌肉克服自身重力或对抗阻力完成动作的能力,从而对老人肌肉主动收缩的能力进行评估。具体分级方法如表 2-4 所示。

表 2-4 Lovett 分级法 徒手肌力评估分级法

分级	表 现
0	无可见或可感觉到的肌肉收缩
1	可扪及肌肉轻微收缩,但无关节活动
2	在消除重力姿势下能全关节活动范围的运动
3	能抗重力做全关节活动范围的运动,但不能抗阻力
4	能抗重力和一定的阻力运动
5	能抗重力和充分阻力的运动

任务二 临床常用肌力评估实施

步骤一:上肢常用肌力评估

1. 肱二头肌的徒手肌力评定方法

具体步骤:

(1)受试者坐位,充分暴露被检查部位,测量时关节活动不受限。

(2)要求受检者屈肘。

(3)测试者一手固定上臂,受检者肱二头肌全力收缩,能使远端肢体在垂直面上自下向上进行全关节范围运动,若能说明肌力在 3 级或 3 级以上。

(4)如测试者的另一手在前臂远端施加阻力,根据受试者能克服的阻力的大小评定肌力为 4 级或 5 级;不能承受外加阻力则为 3 级。

(5)将受试者肩关节外展 90 度,可稍托起前臂,在此条件下能完成大幅度运动,可判定为 2 级。

(6)如仅有微小活动或未见关节活动,但可在主动肌的肌腹或肌腱上触摸收缩感,则为 1 级肌力,触不到收缩感则为 0 级肌力。

2. 斜方肌上部的徒手肌力评定方法

具体步骤：

（1）患者选择坐位，充分暴露被检查部位。

（2）要求受检者耸肩，若能说明肌力在3级或3级以上。

（3）如测试者在肩锁关节向下施加阻力，根据受试者能克服的阻力的大小评定肌力为4级或5级。能抗中等阻力为4级，能抗充分阻力为5级。

（4）不能承受外加阻力则为3级。

（5）采取俯卧位，在此条件下能完成耸肩，可判定为2级。

（6）如仅有微小活动或未见关节活动，但可在主动肌的肌腹或肌腱上触摸收缩感，则为1级肌力，触不到收缩感则为0级肌力。

3. 三角肌中部的徒手肌力评定方法

具体步骤：

（1）患者选择坐位，充分暴露被检查部位，屈肘，掌心向下。

（2）要求受检者上肢外展，若能说明肌力在3级或3级以上。

（3）如测试者在上臂远端向下施加阻力，根据受试者能克服的阻力的大小评定肌力为4级或5级，不能承受外加阻力则为3级。

（4）采取仰卧位，在此条件下能完成肩部的全范围运动，可判定为2级。

（5）如仅有微小活动或未见关节活动，但可在主动肌的肌腹或肌腱上触摸收缩感，则为1级肌力，触不到收缩感则为0级肌力。

步骤二：下肢主要肌力评估

1. 股四头肌的徒手肌力评定方法

具体步骤：

（1）患者选择仰卧位，小腿在床边下垂。

（2）在踝关节处施加阻力，可完成伸膝动作，根据受试者能克服的阻力的大小评定肌力为4级或5级，不能承受外加阻力则为3级。

（3）仰卧位，在此条件下能完成全范围运动，可判定为2级。

（4）在主动肌的肌腹或肌腱上触摸收缩感，则为1级肌力，触不到收缩感则为0级肌力。

2. 腓肠肌的徒手肌力评定方法

具体步骤：

（1）俯卧位，伸膝。

（2）在踝关节处施加阻力，可完成伸膝动作，根据受试者能克服的阻力的大小评定肌力为4级或5级。

（3）不能承受外加阻力则为3级。

（4）侧卧位，可完成跖屈动作，为2级。

（5）在主动肌的肌腹或肌腱上触摸收缩感，则为1级肌力，触不到收缩感则为0级肌力。

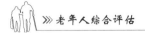

项目四　肌张力评估

任务情境

"神秘的力量"

张爷爷,69岁,半年前因情绪激动脑出血入院,现在各项生命体征已稳定,右侧偏瘫,一周前刚入住养老机构。张爷爷告诉护理员小王:"小王呀,我发现我的右胳膊有一股神奇的力量,每当我想弯曲胳膊时这股力量就控制着我,动不了呀,你说气人不气人。"护理员小王应该如何为张爷爷解释这股"神秘的力量"呢?

任务分析

根据张爷爷的既往史,张爷爷口中的"神秘的力量"其实就是肌张力,由于肌张力的增高使得张爷爷的右侧肢体活动困难。作为一名护理员,就有责任和义务向张爷爷合理解释肌张力异常给他的生活造成的不便,为了更好地解释原因和展开后续张爷爷的康复治疗,需要对张爷爷进行肌张力的评估。

任务实施

实施步骤		具体内容
工作准备		1. 环境准备:评估空间宽敞明亮,房间无异味,温湿度适宜。
		2. 评估员准备:穿戴整齐,修剪指甲,七步洗手法洗净双手,核对老人信息,向老人讲述本次评估的目的、所需时间、保护老人安全等。
		3. 老年人准备:老人意识清楚、身穿宽松衣物,注意保暖。
		4. 物品准备:PT床、评估记录单等。
任务分配	任务一:认识肌张力	1. 认识肌力的基本概念; 2. 将肌张力进行分类。
	任务二:肌张力的评估	1. 了解低肌张力和高肌张力的表现; 2. 明确异常肌张力评价标准; 3. 运用肌张力常用检查方法进行肌张力评估。
	整理记录	1. 整理物品:整理床铺,协助老人上床休息。 2. 洗手、记录、报告:洗净双手,记录老人肌张力情况,发现肌张力异常情况向康复医师、康复治疗师报告。

（续表）

实施步骤	具体内容
注意事项	1. 肌张力的检查应在温暖的环境和舒适的体位下进行,让老人尽量放松。 2. 评估员活动老人肢体时,应以不同速度和幅度来回运动,并将两侧进行对比。 3. 评估员正确施加阻力,一旦发现老人不适,应立即终止检查。

任务一　认识肌张力

步骤一:认识肌张力基础概念

(一) 定义

肌张力(muscle tone)是指人体在安静休息的情况下,肌肉保持一定紧张状态的能力。必要的肌张力是维持肢体位置,支撑体重所必需的。是保证肢体运动控制能力,空间位置,进行各种复杂运动所必要的条件。

(二) 影响肌张力的因素

1. 不良的姿势和肢体位置可使肌张力增高。
2. 中枢神经系统的状态。
3. 紧张和焦虑等心理因素,不良的心理状态可使肌张力增高。
4. 老人对运动的主观作用。
5. 合并问题的存在,如尿路结石、感染、膀胱充盈、便秘、压疮、静脉血栓、疼痛、局部肢体受压及挛缩等可使肌张力增高。
6. 老人的整体健康水平,发热、感染、代谢和/或电解质紊乱也可影响肌张力。
7. 药物。

步骤二:将肌张力进行分类

(一) 正常肌张力

肌张力是维持身体各种姿势和正常活动的基础。根据身体所处的状态将正常肌张力分为:

$$\begin{cases} 静止性肌张力 \\ 姿势性肌张力 \\ 运动性肌张力 \end{cases}$$

1. 静止性肌张力

静止性肌张力是肢体静息状态下,表现出来的肌张力特征。可通过触摸肌肉的硬度、观察肌肉外观、感觉被动牵伸运动时肢体活动受限的程度及其阻力来判断。

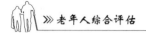
2. 姿势性肌张力

姿势性肌张力是在变换各种姿势的过程中，表现出来的肌张力特征。

可通过观察肌肉的阻力和肌肉的调整状态来判断，如正常情况下能协调地完成翻身、从坐到站等动作。

3. 运动性肌张力

运动性肌张力是在完成某一动作的过程中，所感觉出来的一定弹性和轻度的抵抗感等肌张力特征。

可通过检查相应关节的被动运动中的阻力来判断。如做上肢前臂的被动屈曲、伸展运动，正常情况下感觉一定的弹性和轻度的抵抗感。

（二）异常肌张力类型

神经系统或肌肉本身的损害常使老人肌张力出现异常。根据肌张力异常的表现特点，可将异常肌张力分为以下三种类型：

$$\begin{cases} 肌张力增高 \\ 肌张力低下（弛缓） \\ 肌张力障碍 \end{cases}$$

1. 肌张力增高

肌张力增高，即肌张力高于正常水平，被动运动相关肢体时抵抗明显增强。

被动运动时诱发牵张反射；对被动运动产生抵抗；主动肌和拮抗肌的肌张力平衡失调；可动范围减少，主动运动减弱或消失。

肌张力增高可分为

$$\begin{cases} 痉挛 \\ 僵硬 \end{cases}$$

（1）痉挛

痉挛是由牵张反射高兴奋性所致的、以速度依赖的紧张性牵张反射增强伴腱反射亢进为特征的运动障碍。痉挛是上运动神经元病变（锥体系障碍）引起脑干和脊髓反射亢进而产生。

痉挛特殊的表现：

① 巴彬斯基反射：痉挛性张力过强的特征性伴随表现，具体操作方法是用棉花签划患者足底，观察足底脚趾的反应，阴性反应为足趾向趾面屈曲，如图 2-6 所示，巴宾斯基反射阳性时足大趾背屈，如图 2-7 所示。

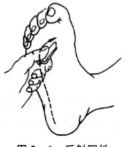

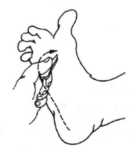

图 2-6　反射阴性　　　　　　图 2-7　反射阴性

②折刀样反射:当被动牵伸痉挛肌时,初始产生的较高阻力随之被突然的抑制发动而中断,造成痉挛肢体的阻力突然下降,产生类似折刀样的现象。

③阵挛:在持续牵伸痉挛肌时可发生,特点是以固定频率发生的拮抗肌周期性痉挛亢进。常发生于踝部,也可发生于身体的其他部位。

④去大脑强直和去皮层强直

去大脑强直表现为持续的收缩,躯体和四肢处于完全伸展的姿势;

去皮层强直表现为持续的收缩,躯干和下肢处于伸展姿势,上肢处于屈曲姿势。

两者均由于牵张反射弧的改变所致,如图 2-8 所示。

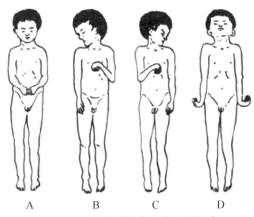

图 2-8　去大脑强直和去皮层强直

(2)僵硬

僵硬亦称强直,是主动肌和拮抗肌阻力一致性增加,使得身体相应部位活动不便和固定不动的现象。常为锥体外系的损害所致,帕金森病是僵硬最常见的病因。

由于僵硬,动作常表现为始动困难、缓慢或无动状态,全身的肌肉表现也不一样,僵硬最早出现在手腕,其次累及肘关节、肩关节等肢体近端关节。

表现:

①铅管样僵硬:在关节活动范围内存在持续的、始终如一的阻力感被称为铅管样僵硬,如图 2-9 所示。

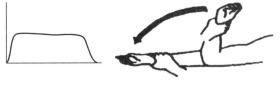

图 2-9　僵硬(1)铅管样现象

②齿轮样僵硬:被动运动时表现出有阻力和无阻力反复交替出现的情况,被称为齿轮样僵硬,如图 2-10 所示。

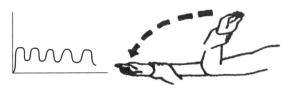

图 2-10　僵硬(2)齿轮样现象

2. 肌张力低下

指肌张力低于正常水平,被动运动相关肢体时抵抗明显减弱甚至消失,又称为肌张力弛缓,如图 2-11 所示。

（1）表现

① 肌肉松弛软弱，牵张反射减弱，触诊见肌腹柔软、弹性减小；

② 被动关节活动时肌肉的抵抗减弱甚至消失，活动范围增大；

③ 肢体整体运动功能受损，伴有肢体肌力减弱、麻痹或瘫痪，腱反射减弱或消失等。

（2）肌张力低下的特征：

① 主动肌和拮抗肌的同时收缩较弱；

② 将肢体放在可下垂的位置并放下，肢体仅有短暂抗重力的能力，随即落下；

③ 肌力降低或消失

（3）原因

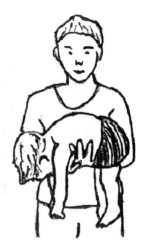

图 2 - 11　肌张力低下

肌张力低下多由小脑或锥体束的上运动神经元损害所致，也可由末梢神经损伤及原发性肌病造成。

3. 肌张力紊乱

是一种以张力损害、持续和扭曲的不自主运动为特征的运动功能亢进性障碍。

（1）表现

肌肉收缩快或慢，且表现为：重复、模式化（扭曲）；张力以不可预料的形式由低到高变动。其中张力紊乱性姿态为持续扭曲畸形，可持续数分钟或更久。

（2）原因

肌张力紊乱可由中枢神经系统缺陷所致，也可由遗传因素所致。

任务二　肌张力的评估

步骤一：了解低肌张力和高肌张力的表现

（一）肌张力迟缓

1. 检查者拉伸老人肌群时几乎感受不到阻力；

2. 老人不能自己抬起肢体，或当肢体运动时可感到柔软、沉重感；

3. 当肢体下落时，肢体即向重力方向下落，无法保持原有的姿势；

4. 肌张力显著降低时，肌肉不能保持正常肌的外形和弹性，表现松弛软弱。

（二）肌张力增高

1. 肌腹丰满、硬度增高；

2. 老人在肢体放松的状况下，检查者以不同的速度对老人的关节做被动运动时，感

觉有明显阻力,甚至无法进行被动运动;

　　3. 检查者松开手时,肢体被拉向肌张力增高一侧;

　　4. 长时间的肌张力增高可能会引起局部肌肉、肌腱的挛缩,影响肢体的活动;

　　5. 痉挛肢体的腱反射常表现为亢进。

步骤二:明确异常肌张力评价标准

(一) 弛缓性肌张力评价标准

级别	评估标准
轻度	肌张力降低;肌力下降;将肢体置于可下垂的位置上并放开时,肢体只能保持短暂的抗重力,随即落下;仍存在一些功能活动。
中到重度	肌张力显著降低或消失;肌力 0 级或 1 级;把肢体放在抗重力肢位,肢体迅速落下,不能维持规定肢位;不能完成功能性活动。

(二) 痉挛的评估标准

　　由于痉挛评估受到来自老人、评估人员的多种因素的影响,因此,痉挛的量化评估有一定困难,由此也形成了不少量化评估的方法及评估标准。

　　大多采用被动关节活动范围检查法、改良 Ashworth 分级法。其中,改良 Ashworth 分级法可信度较高。

　　1. 被动关节活动范围检查法(PROM)

　　评估人员握持老人相关肢体在评估肌肉处于最短的位置开始做快速被动活动,根据阻力情况评估痉挛程度。如表 2-5 所示。

表 2-5　被动关节活动范围检查法(PROM)评估标准

痉挛程度	评估标准
轻度	在被动关节活动范围的后 1/4 时(即肌肉靠近它的最长位置时)出现阻力。
中度	在被动关节活动范围的 1/2 时即出现阻力。
重度	在被动关节活动范围的前 1/4 时(即肌肉在其最短的位置时)出现阻力,使被动关节活动范围难以完成。

　　2. 改良 Ashworth 分级法评估标准

表 2-6　改良 Ashworth 分级法评估标准

痉挛级别	肌张力程度	评估标准
0 级	无肌痉挛	无肌张力的增高
1 级	轻微增加	受累部分被动屈伸时,在关节活动范围之末时呈现最小的阻力或出现突然卡住和释放
1+ 级	轻度增加	在关节活动范围后 50% 范围内出现突然卡住,呈现最小的阻力

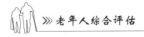

(续表)

痉挛级别	肌张力程度	评估标准
2级	明显增加	通过关节活动范围的大部分时,肌张力均较明显地增加,但受累部分仍能较容易地进行被动活动
3级	严重增高	被动运动困难
4级	僵直	僵直部分呈现屈曲或伸直状态,不能活动

步骤三:运用肌张力检查方法

(一) 反射检查

反射名称	反应	检查方法
肱二头肌反射	肘关节屈曲	检查者用叩诊锤叩击被检者二头肌腱
肱三头肌反射	肘关节伸展	检查者用叩诊锤叩击被检者三头肌腱
桡骨膜反射	屈肘、前臂旋前	叩击桡骨茎突
膝反射	小腿伸展	检查者以右手持叩诊锤叩击髌骨下方的股四头肌肌腱
跟腱反射	足向跖面屈曲	叩击跟腱

(二) 被动运动评估

部位	体位	方法
腕关节掌屈、背屈	肘屈曲位放于体侧	检查者一手固定前臂,另一手握住手掌,做腕关节的掌屈、背屈
前臂旋前、旋后	肘屈曲位放于体侧	检查者一手固定肘部,另一手握住腕关节,做前臂旋前、旋后
肘关节屈伸	上肢伸展放于体侧	检查者一手固定上臂,另一手握住前臂,做肘关节屈伸
肩关节外展	肘屈曲90°上肢放于体侧	检查者把持老人手腕和肘关节,做肩关节外展
髋、膝关节屈伸	仰卧,下肢伸展	检查者一手把持踝关节,另一手放在小腿后上部,做髋、膝关节屈伸
髋关节内收、外展	仰卧,下肢伸直	检查者一手把持踝关节,另一手放在膝部,做髋关节内收、外展
踝关节背屈、跖屈	仰卧,髋膝关节屈曲	检查者一手置于踝关节近端附近,另一手置于脚掌部,做踝关节背屈、跖屈
颈屈伸、侧屈、旋转	仰卧,取出枕头,使颈部探出床边	检查者双手把持头部,做颈屈伸、侧屈、旋转

（三）钟摆实验

1. 定义

是一种肢体自抬高位沿重力方向下落过程中，观察肢体摆动然后停止的过程，通过分析痉挛妨碍自由摆动的状态进行评估的方法，常用于下肢痉挛的评估（股四头肌）。

2. 原则

（1）肌张力低下时，摆动幅度增大

（2）肌张力增高时，摆动幅度减小

3. 检查方法

（1）上肢的摆动运动检查

体位：立位，上肢自然置于体侧。

方法：检查者双手分别置于双肩，让躯干左右交替旋转，对应上肢前后摆动肌张力低下时，上肢处于摇摆状态；肌张力亢进时，摆动幅度减小。

（2）下肢的摆动运动检查

体位：坐在位置较高的地方使足离开地面。

方法：检查者握住老人的足抬起，然后放下，使足摆动观察下肢摆动至停止的过程肌张力低下时，摆动持续延长；肌张力亢进时，摆动快速停止。

项目五　平衡协调功能评估

任务情境

无法参加的游戏

彭爷爷，66岁，三年前诊断帕金森，如今逐渐出现起身落座苦难，行走时前冲，易跌倒。今天机构组织老人参加沙包接力走游戏。彭爷爷看到其他爷爷、奶奶们参加，心里很是羡慕，他说："要是五年前的我一定要参加这个活动的，我那时候跑得又快又稳，身体控制的好呀，哈哈，现在没法参加这个游戏喽，只能当啦啦队了，哈哈哈。"

任务分析

彭爷爷因为患有帕金森无法参加自己喜爱的游戏，护理员既要安慰老人，也要向老人解释不能参加的原因，如今彭爷爷不能参加游戏的重要因素是帕金森致使他的平衡协调功能出现严重障碍。

老人的平衡与协调功能障碍严重影响老人的日常行为及生活质量。一旦老人的平衡

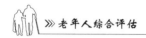

感不佳,会形成站无站相、坐无坐相、容易跌倒、拿东西不稳、走路撞墙、心烦气躁、好动不安、注意力不集中、人际关系不良、有攻击性、自卑心理,甚至影响语言能力及左脑的组织判断,逻辑能力陷于混乱中。因此评估老年人的平衡协调功能也是判断老人运动功能状态不可缺少的一部分。

 ## 任务实施

实施步骤		具体内容
工作准备		1. 环境准备:评估空间宽敞明亮,地面干净整洁,无障碍物。
		2. 评估员准备:穿戴整齐,修剪指甲,七步洗手法洗净双手,核对老人信息,向老人讲述本次评估的目的、所需时间、保护老人安全等。
		3. 老年人准备:老人意识清楚,配合评估。
		4. 物品准备:秒表或带有秒针的手表1块、直尺或带有5 cm、12 cm、25 cm刻度的测量尺1把、椅子、小凳子。
任务分配	任务一:认识平衡与协调	1. 认识平衡; 2. 认识协调。
	任务二:平衡功能评估方法	1. 观察法; 2. 量表法。
	任务三:协调功能评估方法	1. 非平衡性协调功能评估; 2. 平衡性协调功能评估。
整理记录		1. 整理物品:整理床铺,协助老人上床休息; 2. 洗手、记录、报告:洗净双手,记录老人平衡、协调功能情况,发现异常情况向康复医师、康复治疗师报告。
注意事项		1. 进行评估时应提前备好用品,检查环境安静,光线充足; 2. 确保老人安全,老人有疲劳、不适应停止检查。

任务一 认识平衡与协调

步骤一:认识平衡

(一) 基本概念

人体平衡(balance,equilibrium)是指身体重心偏离稳定位置时,通过自发的、无意识的或反射性的活动,以恢复质心稳定的能力。

支撑面是指人体在各种体位下(卧、坐、站立、行走)所依靠的接触面。人体站立时的支撑面为两足及两足之间的面积。

（二）人体平衡的维持需要三个环节的参与

感觉输入：人体站立时身体所处位置与地球引力及周围环境的关系通过视觉、躯体感觉、前庭觉的传入而被感知。

中枢整合：感觉信息在多级平衡觉神经中枢中进行整合加工，并形成运动的方案。

运动控制：中枢神经系统在对多种感觉信息进行分析整合后下达运动指令，运动系统以不同的协同运动模式控制姿势变化，将身体质心调整到原来的范围内或重新建立新的平衡。

（三）平衡评估的目的

通过评估了解评估对象是否有平衡障碍，确定平衡障碍的程度、类型，分析引起平衡障碍的原因，依据评估结果协助康复计划的制订与实施，对平衡障碍治疗训练效果进行评估，以及帮助研制平衡障碍评估与训练的新设备。

（四）平衡功能分级

1. 根据平衡活动的完成情况，可将平衡功能分为 4 级

Ⅰ级：能正确地完成活动；

Ⅱ级：能完成活动，仅需要较小的帮助来维持平衡；

Ⅲ级：能完成活动，但需要较大的帮助来维持平衡；

Ⅳ级：不能完成活动。

2. 根据平衡的状态分类

静态平衡 又称一级平衡，指人体在无外力作用下，在睁眼和闭眼时维持某姿势稳定的过程，例如坐位和站位时平衡。

自我动态平衡 又称二级平衡，指在无外力作用下从一种姿势调整到另外一种姿势的过程，在整个过程中保持平衡状态，例如行走过程的平衡。

他人动态平衡 又称三级平衡，指人体在外力的作用下（包括加速度和减速度）当身体质心发生改变时，迅速调整质心和姿势，保持身体平衡的过程。例如推、拉等产生的保护性调整反应，以重新恢复稳定状态的一种能力。

（五）适应证

凡具有平衡功能障碍或下降的对象都有必要进行平衡功能的评估。

常引起平衡功能障碍的主要疾病有下列疾病。

1. 中枢神经系统损害

脑外伤、脑血管意外、帕金森病、多发性硬化、小脑疾患、脑肿瘤、脑瘫、脊髓损伤等。

2. 耳鼻喉科疾患

各种眩晕症。

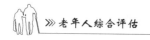

3. 骨关节疾患与损伤

骨折及骨关节疾患、截肢、关节置换、影响姿势与姿势控制的颈部与背部损伤以及各种运动损伤、肌肉疾患及周围神经损伤受试者等。

4. 对平衡功能有特殊要求的人群

如运动员、飞行员及宇航员和平衡功能自然下降的老年人也需要进行平衡功能的评估。

(六)评估内容

静止状态　在不同体位时均能保持平衡,睁、闭眼时能维持姿势稳定,在一定时间内能对外界变化做出必要的姿势调整反应。

运动状态　能精确地完成运动,并能完成不同速度的运动(包括加速度和减速度),运动后能回到初始位置,或保持新的体位平衡。如在不同体位下伸手取物。

动态支撑面　当支撑面发生移动时能保持平衡。

姿势反射　当身体处在不同体位时,由于受到外力(推力或拉力)作用而发生移动,人体建立新平衡的反应时间和运动时间。

(七)评估指标

1. 稳定性

指维持身体姿势在最小的摆动范围,摆动范围越小,稳定性越好。

2. 对称性

指身体的质量平均分布,在站立位,身体质量平均分布在两下肢,坐位下平均分布在两臀。

3. 动态稳定性

指维持身体在运动中的稳定性。

步骤二:认识协调

(一)协调与共济失调

1. 定义

协调(coordination)是指人体产生平滑、准确、有控制的运动能力。

协调运动的产生需要有功能完整的深感觉、前庭、小脑和锥体外系的参与,其中小脑对协调运动起着重要的作用,每当大脑皮层发出随意运动的命令时,小脑便产生了制动作用。当大脑和小脑发生病变时,四肢协调动作和行走时的身体平衡发生障碍,此种协调功能障碍又称为共济失调。

2. 共济失调

(1)分类

小脑共济失调　症状以四肢与躯干失调为主,受试者对运动的速度、距离、力量不能准确估计而发生辨距不良、动作不稳、行走时两脚分开较宽、步态不规则、稳定性差,即蹒跚步态。

基底节共济失调　此类病变的受试者主要是肌张力发生改变和随意运动功能障碍,表现为震颤、肌张力过高或低下、随意运动减少或不自主运动增多。

脊髓后索共济失调　此类受试者不能辨别肢体的位置和运动方向,行走时动作粗大,迈步不知远近,落地不知深浅,抬足过高,跨步宽大,踏地加重,而且需要视觉补偿,总看着地走路,闭目或在暗处步行时易跌倒。

(2)常见表现

协同不良　是在运动中主动肌、协同肌、拮抗肌的协同不佳而导致失去了对躯干、四肢和言语肌的正常控制。

辨距不良　是由于小脑丧失将来自周围的运动信息和来自大脑的运动命令相比较并发出修正信号的能力引起,由于难于判断运动的距离、速度、力量和范围,结果不是越过靶就是达不到它。

眼震　多属小脑病变继发脑干损害,影响到前庭神经核所致。

意向震颤　中脑结合臂病变使主动肌和拮抗肌不能协调地完成有目的的动作。手和手指的精细动作受累,在随意运动中当接近靶时颤动更明显。

失平衡　小脑、前庭、迷路损害均可引起。平衡反应延迟、加剧或不恰当,影响坐、站和走路。

(二)协调评估的目的

协调评估的目的是明确有无协调功能障碍,评估肌肉或肌群共同完成一种作业或功能活动的能力;帮助了解协调障碍的程度、类型及引起协调功能障碍的原因;为康复计划的制订与实施提供依据;对训练疗效进行评估;协助研制协调评估与训练的新设备。

(三)协调功能分级

Ⅰ级:正常完成。

Ⅱ级:轻度残损,能完成活动,但较正常速度和技巧稍有差异。

Ⅲ级:中度残损,能完成活动,但动作慢、笨拙、明显不稳定。

Ⅳ级:重度残损:仅能启动动作,不能完成。

Ⅴ级:不能完成活动。

(四)协调评估的内容

在协调功能评估时,应依次检测以下内容:① 完成动作的时间是否正常;② 运动是否精确、直接、容易反向做;③ 加快速度是否影响运动质量;④ 进行活动时有无身体无关的运动;⑤ 不看自己运动时是否影响运动的质量;⑥ 受试者是否很快感到疲劳。

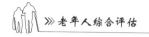

任务二　平衡功能评估方法

步骤一:运用观察法

观察法通过观察受试者在不同条件下的平衡表现,进行平衡评定。

(一) 坐位平衡

在静止状态下能否保持平衡,如睁、闭眼坐。

(二) 站立位反应

包括:Romberg 征,双足并拢直立,维持 30 秒,观察在睁、闭眼时身体摇摆的情况,又称为"闭目直立检查法"

单腿直立检查法:要求受检者单腿直立,双下肢交替进行,每一侧下肢必须重复 5 次,观察其睁、闭眼情况下维持平衡的时间长短,单次能维持 30 秒为正常。

Tandem Romberg 试验:要求受检者两足一前一后,足尖接足跟直立,双前臂交叉于胸前,观察其睁、闭眼时身体的摇摆,维持 60 秒为正常,需重复进行 4 次,秒表记录。

(三) 自发姿势反应

受试者取站立位,检查者向左、右、前、后方向推动受试者身体。阳性反应:脚快速向侧方、前方、后方跨出一步,头部和躯干出现调整。阴性反应:不能为维持平衡而快速跨出一步,头部和躯干不出现调整。

(四)其　他

包括在活动状态下能否保持平衡。例如,坐、站立时移动身体;在不同条件下行走,包括脚跟碰脚趾,足跟行走,足尖行走,直线走,侧方走,倒退走,走圆圈,绕过障碍物行走等。

值得注意的是以上操作均要保护好老人,防止在评估中出现跌倒。

步骤二:运用量表法

属于主观评估后的记录方法。优点是不需要专门的设备,结果量化,评分简单,应用方便。信度和效度较好的量表有 Fugl-Meyer 平衡反应测试、Lindmark 平衡反应测试、Berg 平衡量表测试、MAS 平衡测试和 Semans 平衡障碍分级等,我们选取 Berg 平衡量表(BBS)。

1. Berg 平衡量表

Berg 平衡量表于 1989 年正式公布,由加拿大的 Berg 等人设计。该量表为综合性功能检查量表,它通过观察多种功能活动来评价老人重心主动转移的能力,可对老人静、动态平衡进行全面检查。Berg 平衡量表评估方法及评分标准如表 2-7 所示。

（1）评估内容 评估内容包括在坐位或站立位时进行各种作业活动、站起和坐下等，共 14 个任务。具体内容见表 2-2-1。

（2）评估方法及评分标准 14 个动作任务，每个任务都分为 0、1、2、3、4 共五个功能等级。4 分表示能够正常完成所检查的动作，0 分则表示不能完成或需要中等或大量帮助才能完成。最低分为 0 分，最高分为 56 分。

（3）结果分析 0～20 分，提示平衡功能差，老人需乘坐轮椅；21～40 分，提示有一定的平衡能力，老人可在辅助下步行；41～56 分，说明平衡功能较好，老人可独立步行。总分小于 40 分时，提示老人有跌倒的危险。

表 2-7 Berg 平衡量表评估方法及评分标准

评定任务	体位	指示语	评分标准
（1）坐位起立	坐位，高度 45 厘米	请起立尽量不用手帮助	4—能站起，不用手，不用任何帮助 3—起立时用手帮助，不用他人帮助 2—用手帮助且试几次才能站起 1—起立或站稳时需要很小的帮助 0—起立时需要很多帮助
（2）独立站位	站立	请站立 2 分钟，不要扶持任何物体	4—能安全站立 2 分钟 3—能站 2 分钟，但需要监督 2—能独立站立 30 秒 1—需要试几次才能独立站 30 秒 0—不能独立站立 30 秒
（3）独立坐位	无支撑坐位，双足放在地面上	双上肢交叉，保持坐位 2 分钟	4—能安全地保持坐位 2 分钟 3—能坐 2 分钟，需要监督 2—能坐 30 秒 1—能坐 10 秒 0—不能保持独立坐位 10 秒
（4）站位坐下	站立	请坐下	4—能安全坐下，仅用手稍微帮助 3—坐下过程用手控制身体下降 2—用下肢后面抵住椅子控制身体下降 1—能独立完成坐下动作，但身体下降过程失控 0—坐下动作需要帮助
（5）移动	坐在椅子上	请坐到床上，再坐回到椅子上	4—可安全地移动，仅需要手稍微帮助 3—可安全地移动，但一定需要手帮助 2—可完成移动，需要语言提示和/或监督 1—需要一个人帮助完成 0—需要 2 个人帮助完成
（6）闭眼独立站位	站立	闭眼，尽量站稳保持 10 秒	4—能安全地站立 10 秒 3—在监督下能安全站立 10 秒 2—能站立 3 秒 1—不能闭眼站立 3 秒，但能站稳 0—需要帮助防止摔倒

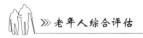

评定任务	体位	指示语	评分标准
（7）并足独站立	站立	请双足并拢站稳，不要扶持任何物体	4—能独立将双足并拢，安全站立1分钟 3—能独立将双足并拢，在监督下站立1分钟 2—能独立将双足并拢，但不能保持30秒 1—需要帮助才能达到双足并拢体位，但此体位可维持15秒 0—需要帮助才能达到双足并拢体位，但此体位不能维持15秒
（8）上肢前伸	靠墙站立，一侧上肢屈曲90°，手指伸直	手指尽量前伸（用尺子测试距离）	4—能安全地前伸大于10米（约25.4厘米） 3—能安全地前伸大于5米（约12.7厘米） 2—能安全地前伸大于2米（5.1厘米） 1—能前伸，但需要监督 0—前伸时需要帮助以防摔倒
（9）从地面拾物	站立	请将你脚前的物体捡起	4—容易且安全的将物体拾起 3—能将物体拾起，但需要监督 2—不能将物体拾起，手距物体2～5厘米，能独立保持平衡 1—不能将物体拾起，试图做拾物动作时需要监督 0—在尝试做拾物动作时需要帮助以防摔倒
（10）转体从肩上向后看	站立	请转体从肩上向后看，向左，再向右	4—双侧均可向后看，且重心转移良好 3—仅一侧可向后看，另一侧重心转移不好 2—仅转向侧方，能保持平衡 1—转体时需要监督 0—需要帮助以防摔倒
（11）转体360°	站立	请原地转一圈，停一会，再向相反方向转一圈	4—能安全转体360°，每方向转圈时间在4秒以内 3—单方向转圈在4秒以内 2—能转体360°，速度较慢 1—需要监督或语言提示 0—转体时需要帮助
（12）踏台阶	站立在台阶前	请将一脚放在台阶上后放回地面，再换另一侧，双足交替中间不能停顿，每侧4次	4—能安全地站立并在20秒内完成8次踏台 3—能独立安全地完成8次，但时间超过20秒 2—无帮助下完成4次踏台，需要监督 1—稍微帮助可完成2次以上踏台阶 0—需要帮助以防摔倒或不能尝试此动作
（13）双足前后位站立	站立	为患者演示，将双足置于踵趾位或指导患者前足跟移至后足脚尖之前	4—能独立放置踵趾位，并保持30秒 3—能独立将一足置于另一足之前，保持30秒 2—能迈一小步并保持30秒 1—迈步需要帮助，但能保持前后位站立15秒 0—迈步或站立时失去平衡
（14）单脚站立	站立	请尽可能长的保持单脚站立，不要扶持任何物体	4—能独立抬起一侧下肢，并保持10秒以上 3—能独立抬起一侧下肢，保持5～10秒 2—能独立抬起一侧下肢，保持3秒以上 1—能尝试抬起一侧下肢，不能保持3秒，但能独立保持站立 0—不能尝试此动作

2. Berg 平衡量表评估指南

测评者按照以下说明示范每个任务和(或)给予受试者以指导。如果某个任务测试双侧或测试 1 次不成功需要再次测试,则记分时记录此任务的最低得分。

大多数任务中,受试者在要求的位置上需保持一定时间。不能达到所要求的时间或距离,或需要监护,或需要外界支持或测评者的帮助,则按照评估标准给予相应的分数。受试者要意识到完成每项任务时必须保持平衡。

测评工具:秒表或带有秒针的手表 1 块、直尺或带有 5 cm、12 cm、25 cm 刻度的测量尺 1 把。测试所需的椅子要高度适中。在进行第 12 项任务时要用到一个台阶或一只高度与台阶相当的小凳子。

任务三　协调功能评估方法

协调功能评估包括非平衡性协调功能评估和平衡性协调功能评估。非平衡性协调功能评估,是评估身体不在直立位时静止和运动的成分。平衡性协调功能评估是评估身体在直立位时的姿势、平衡及静止和运动的成分。所有评估应分别在睁眼、闭眼下进行。

步骤一:非平衡性协调功能评估

根据非平衡性协调活动的完成情况,可将协调功能分为 5 级。

Ⅰ级:正常完成。

Ⅱ级:轻度残损,能完成活动,但较正常速度和技巧稍有差异。

Ⅲ级:中度残损,能完成活动,但动作慢、笨拙、明显不稳定。在增加运动速度时,完成活动的节律更差。

Ⅳ级:重度残损,仅能发起活动,但是不能完成。动作无节律性,明显不稳定,摆动,可见无关的运动。

Ⅴ级:不能完成活动。

1. 指鼻试验

让被评估者肩外展 90°,肘伸展,用示指指尖指鼻尖,然后以不同的方向、速度、睁眼、闭眼重复进行,并进行两侧比较。感觉性协调功能障碍时睁眼做无困难,闭眼做则发生障碍。小脑半球病变时可看到同侧指鼻不准,接近鼻尖时动作变慢或出现意向性震颤。

2. 指他人指试验(被评估者手指指他人的手指)

被评估者和检查者相对而坐。检查者的示指举在被评估者面前,同时让被评估者用其示指去指检查者的示指。检查者还可以变化其手指的位置来评估被评估者对改变方向、距离和速度而做出反应的能力。

3. 指指试验(被评估者两示指相触)

两肩外展 90°,两肘伸展。让被评估者将两示指在中线相触。分别在睁眼和闭眼时进行试验。若总是偏向一侧,则提示该侧小脑或迷路有病损。

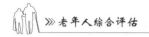
4. 交替指鼻和对指试验

让被评估者用示指交替指鼻尖和检查者的手指尖。检查者可变换位置来测验其对变换距离的应变能力。

5. 对指试验

让被评估者用拇指尖连续触及该手的其他指尖,可逐渐加快速度。

6. 大把抓握试验

让被评估者的手从完全屈曲到完全伸直进行变换,可逐渐加快速度。

7. 轮替动作试验

肘屈曲90°,并紧紧固定于身体,让被评估者前臂向前伸并快速反复地做旋前旋后动作;或以一侧手快速连续拍打对侧手背;或足跟着地前脚掌连续敲击地面等。小脑性协调功能障碍老人的这些动作笨拙,节律慢而不匀,称为轮替动作不能。

8. 反弹试验

被评估者上肢外展、屈肘位。检查者握住其前臂用力向伸肘位牵拉,让被评估者屈肘与检查者进行对抗运动,然后突然松手。正常时,肱三头肌将收缩和阻止肢体的运动。异常的现象是肢体过度回弹,即前臂回收反击身体,常见于小脑损伤老人。

9. 足趾触检查者的手指试验

被评估者取仰卧位,让被评估者用拇指触碰检查者的手指,检查者可变换手指的位置,以评估被评估者变换方向和判断距离的能力。

10. 跟膝胫试验

被评估者取仰卧位,抬起一侧的足跟放在对侧下肢的膝盖上,沿对侧下肢胫骨前缘向下滑动(如图2－12所示)。小脑损伤时抬腿触膝容易出现辨距不良和意向性震颤,下移时常摇晃不稳。感觉性共济失调时,被评估者足跟于闭目时难寻到膝盖。

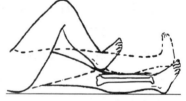

图2－12　跟膝胫试验

步骤二:平衡性协调功能评估

(1) 在一个正常、舒适的姿势下站立。

(2) 两足并拢站在窄的支撑面上。

(3) 一足在另一足前面站立(即一足的踇趾接触另一足的足跟)。

(4) 单足站立。

(5) 上臂放于体侧;上臂再举过头;最后上臂置于腰部等在各种姿势下变化。

(6) 在保护被评估者的情况下,站立位时突然打破平衡。

(7) 弯腰,返回直站立位。

(8) 站立位,躯干交替向两侧侧屈。

(9) 直线行走,将一侧足跟直接置于对侧足趾前。

(10) 闭目难立征(Romberg征),被评估者双足并拢站立,两手向前平伸,先观察睁眼下平衡,然后闭眼,如出现身体摇晃或倾斜则为阳性。仅闭眼时不稳,提示两下肢有感觉障碍(感觉性协调功能障碍),闭眼、睁眼皆不稳提示小脑蚓部病变(小脑性协调功能障碍)。

步骤三:根据被评估者的具体情况选择不同的评估方法

常用的评估方法如下。

(1)轮替运动障碍 指鼻试验;交替指鼻和对指试验;轮替动作试验等。

(2)动作分解 指指试验;指鼻试验;足趾触检查者的手指试验等。

(3)辨距不良 跟膝胫试验;走标记物;画圆形或横 8 字试验等。

(4)意向性震颤 在功能活动中观察,越接近目标震颤越明显。

(5)姿势性震颤 观察正常的站立姿势。

(6)站立后仰试验 被评估者取站立位,让其身体向后仰。正常人膝关节弯曲,身体可以维持后仰位,小脑疾患时由于膝不能弯曲而向后方倾倒。

(7)观察法 观察被评估者日常生活中的各种动作,例如:吃饭、穿衣、书写、站立行走等活动是否协调,是否平滑、准确,有无意向性震颤,有无不自主运动,如舞蹈样运动、手足徐动等。应仔细观察:① 运动是否直接、精确;② 完成动作的时间是否正常;增加速度是否影响运动质量;③ 进行活动时有无与身体无关的运动;④ 闭眼时是否影响活动质量;⑤ 是否有身体的近侧、远侧或一侧更多地参与活动;⑥ 被评估者是否很快感到疲劳。

项目六 步态分析

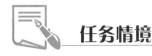

任务情境

画圈步态

张爷爷,69 岁,中风后遗症半年,右侧偏瘫,张爷爷自身的康复欲望极强,闲不住,对于能够行走心急如焚,为了能够快速的走路,张爷爷自己偷偷练习行走。一天,护理员发现张爷爷又在偷偷练习走路,通过观察,张爷爷已经形成了典型的偏瘫步态—"画圈"步态,作为护理员的你该如何向张爷爷说明他目前的情况?

任务分析

老人步态行走能力是老年人重要的日常生活活动能力之一。随着年龄的增加以及疾病的困扰,老人的步态行走能力均受到不同程度的影响。上述张爷爷已经形成了画圈步态,作为护理员首先要表扬他的康复欲望同时也要告诉他想要练习行走一定要遵照专业的康复计划进行,那么在制定步行功能训练计划之前必须要为他进行步行功能评估。

任务实施

实施步骤		具体内容
工作准备		1. 环境准备:评估空间宽敞明亮,地面干净整洁、无障碍物。
		2. 评估员准备:穿戴整齐,修剪指甲,七步洗手法洗净双手,核对老人信息,向老人讲述本次评估的目的、所需时间、保护老人安全等。
		3. 老年人准备:老人意识清楚,配合评估。
		4. 物品准备:颜料(或者滑石粉)、1 100 cm×45 cm 的场地、秒表、剪刀、直尺、量角器。
任务分配	任务一:认识步态	1. 认识正常步态; 2. 认识常见的异常步态。
	任务二:步态分析方法	1. 明确评估内容; 2. 明确观察内容; 3. 实施常用评估方法。
整理记录		1. 整理物品:整理床铺,协助老人上床休息; 2. 洗手、记录、报告:洗净双手,记录老人步态情况,发现异常情况向康复医师、康复治疗师报告。
注意事项		1. 测试场地内光线要充足,面积至少 6 m×8 m,让老人尽可能少穿衣服,以便作清晰的观察; 2. 确保老人安全,老人有疲劳、不适应停止检查。

任务一 认识步态

步骤一:认识正常步态

正常步行必须完成三个过程:支持体重,单腿支撑,摆动腿迈步。

步态分析中常用的基本参数包括步长、步幅、步频、步速、步行周期、步行时相,其中步长、步频和步速是步态分析中最常用的 3 大要素,其内涵是有关行走的生物力学分析所涉及的最基本知识,进行步态分析者应当熟练掌握。

(一) 步长(step length)

行走时一侧足跟着地到紧接着的对侧足跟着地所行进的距离称为步长,又称单步长,如 2-13 I 所示,通常用 cm 表示。健康人平地行走时,一般步长为 50 cm～80 cm。个体步长的差异主要与腿长有关,腿长,步长也大。

(二) 步幅和步宽

1. 步幅(stride length)

行走时,由一侧足跟着地到该侧足跟再次着地所进行的距离称为步幅,又称复步长或跨步长,如图 2 - 13 Ⅱ所示,用 cm 表示,通常是步长的两倍。

2. 步宽(stride width)

在行走中左、右两足间的距离称为步宽,通常以足跟中点为测量参考点,如图 2 - 13 Ⅲ所示,通常用 cm 表示,健康人约为 8±3.5 cm。

(三) 足角(foot angle)

在行走中前进的方向与足的长轴所形成的夹角称为足角,如图 2 - 13 所示,通常用°表示,健全人约为 6.75°。

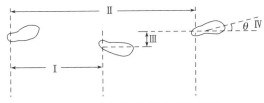

图 2 - 13　步长、步幅、步宽和足角

(四) 步频(cadence)

行走中每分钟迈出的步数称为步频,又称步调,通常用 steps/min 表示。健全人通常步频大约是 95~125 steps/min,东方男性的步频平均约为 112.2±8.9 steps/min,女性平均为 123.4±8.0 steps/min。双人并肩行走时,一般是短腿者步频大于长腿者。

(五) 步速、步行周期和时相

1. 步速(walking velocity)

行走时单位时间内在行进的方向上整体移动的直线距离称为步速,即行走速度,通常用 m/min 表示。一般健全人通常行走的速度约为 65~95 m/min。也可以用步行 10 m 所需的时间来计算。

2. 步行周期(gait cycle)

在行走时一侧足跟着地到该侧足跟再次着地的过程被称为一个步行周期,通常用时间秒(s)表示。一般成人的步态周期约为 1 s~1.32 s。

3. 步行时相(gait phase/period)

行走中每个步态周期都包含着一系列典型姿位的转移。人们通常把这种典型姿位变化划分出一系列时段,称之为步态时相(gait phase),一个步行周期可分为支撑相(stance phase)和摆动相(swing phase)。一般用该时相所占步态周期的百分数(cycle%)作为单位来表达,有时也用秒(s)表示。

支撑相是在步行中足与地面始终有接触的阶段,支撑相包括单支撑相和双支撑相。

单支撑相

通常指一侧下肢足跟着地到同侧足尖离地的过程,单位为 s,一般占一个步行周期的 40%。为了进行步态矫正和训练的方便,提出以下动作要点:

（1）足跟着地：下肢伸肌张力增高，伴有足下垂、内翻的老人难以完成。

（2）全足底着地：自步行周期的 7.6％ 开始，全足底在地面放平。伴有足内翻、足下垂的病人难以完成。

（3）重心转移到同侧：由于单侧下肢支撑身体重量，偏瘫、关节疼痛、平衡能力低下的老人往往时间过短。

（4）足跟离地：自步行周期的 41.5％ 开始，是向下蹬踏的起始动作，偏瘫病人往往完成不充分。

（5）膝关节屈曲增大：自步行周期的 54.1％ 开始，偏瘫病人由于下肢伸肌占优势，膝关节屈曲活动受限，完成困难。

（6）足尖离地：自步行周期的 60％ 开始，身体的重心线移到踝关节前方，足趾用力着地，通过下肢的蹬踏动作，产生向前的推进力。偏瘫老人由于下肢痉挛，足下垂、内翻，下肢分离运动不充分，所以不能较好地完成此。

双支撑相

双足支撑是步行的最大特点。在一个步行周期中，当一侧下肢完成足跟抬起到足尖向下蹬踏离开地面的时期内，另一侧下肢同时进行足跟着地和全足底着地动作，所以产生了双足同时着地的阶段。一般占一个步行周期的 20％，此阶段的长短与步行速度有关，速度越快，双支撑相就越短，当由走变为跑时，双支撑相变为零。双支撑相的消失，是走和跑的转折点，故成为竞走比赛时判断是否犯规的唯一标准。

摆动相

摆动相是在步行中始终与地无接触的阶段，通常指从一侧下肢的足尖离地，到同侧足跟着地的阶段，单位为 s，一般占一个步行周期的 40％。此阶段的动作要点是：

（1）足上提　从一个步行周期的 63.6％ 开始，是足尖离地、下肢向前摆动的加速期。

（2）膝关节最大屈曲　是从一个步行周期的 67.9％ 开始的，摆出的下肢刚刚通过身体的正下方。

（3）髋关节最大屈曲　自步行周期的 84.6％ 开始。此阶段已完成下肢向前摆出的动作，开始减速，直至足跟着地。

（4）足跟着地　完成步行周期的 100％。

步骤二：认识常见的异常步态

人类的行走能力体现了神经系统、骨骼肌肉系统、生理支持系统之间的协调配合及功能上相互支持的关系。任何一个系统的病变都会影响整个运动从而导致异常步态的出现。对异常步态的分析和评估，有助于区分是神经系统的疾病还是骨骼肌肉疾病或是心理疾病，为制订康复治疗计划和评估康复疗效提供客观依据。

（一）中枢神经系统损伤导致的异常步态

1. 偏瘫步态

这是由于中枢神经系统损伤引起肌张力和运动控制的变化从而导致的异常步态。偏瘫老人的肢体运动表现为屈曲或伸展协同运动或连带运动的整体刻板模式。因此,老人不能将各种运动随意结合,走路费时费力而且不易保持平衡(如图2-14所示)。偏瘫步态根据不同的特征可以分为四种类型。

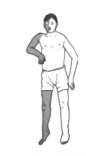

图2-14 偏瘫步态

(1)提髋型 在摆动相,老人的股四头肌不适当的运动,加之患侧下肢伸肌痉挛模式占优势,再加上屈髋肌无力,腘绳肌收缩和不充分的跖屈肌活动,使得摆动相屈膝、踝背屈不充分,老人通过躯干向健侧倾斜,提髋代偿性提起下肢,以完成下肢的摆动。提髋带来了骨盆左右移动的幅度增加、重心的垂直位移增大,降低了身体的稳定性,增加了身体能量的消耗。

(2)膝过伸型 由于老人下肢伸肌痉挛模式占优势,或者行走时股四头肌与股二头肌收缩不协调,使老人的膝关节在支撑相出现过度伸展,髋后突。膝过伸打破了原有的膝关节平衡,使膝关节后部关节囊和韧带受到损伤,出现疼痛、韧带松弛或骨畸形。另外,膝过伸会导致关节稳定性变差,使其安全性受到影响。

(3)瘸拐型 由于股四头肌或腘绳肌痉挛,加上踝关节屈肌的持续收缩,出现行走时摆动相不能选择性的屈、伸膝关节和摆动患腿,从而导致患腿在支撑相时不能负重,步态不稳或呈瘸拐状。上述过程产生重心上下位移明显增加,能量消耗过大,足跟不能着地,打破了正常行走模式,使稳定性和安全性均下降。

(4)画圈型 老人下肢屈肌肌群能力下降,或者伴有股四头肌痉挛,出现行走时摆动相患腿屈曲动作困难,为抬起患腿,老人只有将骨盆上提,向后旋转,髋关节外旋、外展,呈环行运动和跨栏步态,除能量消耗增加外,行走的稳定性下降,对行走的地面平整性要求增高。

2. 蹒跚步态

老人的病变在小脑,由于共济失调,行走时双上肢外展以保持身体平衡,步宽加大,高抬腿,落地沉重,速度快慢不一,呈"鸭子"状或蹒跚状。此外,老人缺乏躯体感觉反馈,行走时常常要低头看自己的脚,因此在黑暗的环境中行走比较困难。

3. 前冲步态

帕金森病老人由于基底节病变而表现出双侧性运动控制障碍和功能障碍,以面部、躯干、上下肢肌肉运动缺乏、僵硬为特征。老人行走时,躯干前倾,双上肢缺乏摆动,步幅短小,越走越快,呈前冲步态或慌张步态。

(二)周围神经受损导致的异常步态

1. 臀大肌步态

臀大肌为主要的髋关节伸肌和躯干稳定肌。当臀下神经损伤时,臀大肌无力,髋关节伸和外旋受限。行走时,表现为挺胸,凸腹,躯干后仰,过度的伸髋,膝绷紧,重力线落在髋后。单纯的臀大肌无力可以由腘绳肌收缩代偿而使步态接近于正常。但临床上,腘绳肌和臀大肌同时受累(如图2-15所示)。

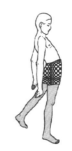

图2-15 臀大肌步态

2. 臀中肌步态

臀中肌在摆动相中起到稳定、支持骨盆的作用。臀中肌无力，在行走时，使骨盆控制能力下降，支撑相受累侧的躯干和骨盆过度倾斜，摆动相时身体向两侧摇摆。臀中肌步态又称 Trendelenburg 步态（如图 2-16 所示）。

3. 股四头肌步态

股四头肌为跨过髋关节和膝关节两个关节的双关节肌。当股神经损伤时，屈髋关节、伸膝关节受限。行走时，足跟着地后，臀大肌为代偿股四头肌的功能而使髋关节伸展，膝关节被动伸直，造成膝反张。如同时有伸髋肌无力，则老人俯身用手按压大腿，使膝伸直（如图 2-17 所示）。

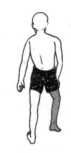

图 2-16　臀中肌步态

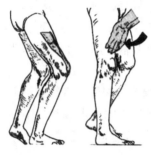

图 2-17　股四头肌步态

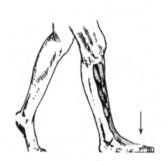

图 2-18　胫前肌步态

4. 胫前肌步态

胫前肌为踝关节背屈肌。当腓神经损伤时，足背屈、内翻受限。在行走时，足下垂使得摆动相足不能背屈，以致过度的屈髋、屈膝，提起患腿，完成摆动；足跟着地不久，足前部"拍地"。在整个行走过程中，身体左右摆动，骨盆侧位移幅度增大（如图 2-18 所示）。

5. 腓肠肌步态

在支撑相末期产生蹬离动作，使腿向前摆动的主要肌肉为腓肠肌。当腓肠肌损伤或胫神经受损时，导致腓肠肌无力，支撑相足跟着地，身体稍向患侧倾斜，患侧髋关节下垂，蹬离无力导致步幅缩短，行走速度下降。

（三）骨关节疾患导致的异常步态

1. 疼痛步态

急、慢性疼痛都可以影响运动功能。疼痛往往会使老人尽量减少活动，导致关节活动能力下降、关节固定，继而进入一个恶性循环使疼痛逐渐加重。在步行中，老人为了减轻疼痛，患侧在支撑相时的时间缩短，在摆动相时，患肢运动范围减少和摆动速度下降。跨步长缩短、步速下降、站立相时间缩短是疼痛步态的共同特征。

髋关节疼痛时，老人通常会抬高对侧肩关节，躯干向患侧过度倾斜使身体的重心线越过关节，从而减少对关节的机械压力以减轻疼痛。摆动相时，老人会尽量避免足跟着地以减轻对髋关节的作用力，从而达到减轻疼痛的目的。

膝关节疼痛时,老人会在整个行走过程中轻度屈曲膝关节,并且会用足尖着地代替足跟着地以减轻疼痛。

踝和足的疼痛会使老人减少疼痛部位的负重,从而减少患侧支撑相的时间,并且患侧的跨步长明显缩短,正常的足跟—足尖运动模式消失。当疼痛在足前部时,跖屈踝关节和足趾离地的动作消失。当疼痛在踝关节或者足后部时,通常老人会用足尖步态代替足跟着地。

2. 关节挛缩或强直步态

(1)髋关节 髋关节屈曲挛缩者在行走时,骨盆前倾,腰椎过伸,足尖点地,步幅短小。髋关节伸直挛缩者在行走时,骨盆上提,过度屈膝,躯干旋转,完成摆动。

(2)膝关节 膝关节屈曲挛缩在20°以上者,出现斜肩步态;膝关节伸直挛缩者,摆动相时躯干向健侧倾斜,患侧骨盆上提,髋外展。

(3)踝关节 踝关节跖屈挛缩在15°以上者,支撑相足跟不能着地;摆动相时过度屈髋、屈膝、足尖点地,呈跨栏步态。踝关节背屈挛缩在15°以上者,行走时足尖不能着地,患侧支撑相缩短,健侧摆动加快,呈踮脚步态。

3. 短腿步态

患肢短缩2.5 cm~4.0 cm者,可使该侧腿着地时骨盆下降,并且导致同侧肩部倾斜,对侧的摆动腿、髋膝过度屈曲与踝背屈加大,出现斜肩步。如果短缩超过4.0 cm,则步态特点可改变为老人用足尖着地代偿,以减少躯干的倾斜和对侧的代偿。

任务二 步态分析方法

步态的定性分析是由康复医师或治疗师用肉眼观察老人行走过程,然后根据所得印象或按照一定的观察任务逐项评估的结果对步态做出结论。

步骤一:明确评估内容

步态分析是在详细了解老人病史和全面体格检查的基础上进行的。

(一)病史

了解与步态相关的症状,如行走时有无伴随疼痛、持续的时间;通过询问既往史,可以了解既往有无与影响步态的疾病,如骨折、肌肉或神经疾病、肿瘤等。

(二)体检

体检有助于诊断和鉴别诊断,分析步态异常的原因。

(三)观察

通过目测,观察老人的行走过程,然后根据所得的印象或逐项评估结果,做出步态分析的结果。

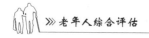

步骤二:明确观察内容

(一)观察场地

测试场地内光线要充足,面积至少 6 m×8 m,让被检查者尽可能少穿衣服,以便作清晰的观察。

(二)观察内容

运动对称性、协调性、步幅、步速、骨盆的运动、重心的转移、上下肢的摆动等,头、肩的位置、髋、膝、踝关节的稳定性,足跟着地、足尖离地时足的状况,疼痛,疲劳,老人的鞋等。

(三)观察程序

嘱老人以自然和习惯姿势和速度在测试场地来回步行数次,检查者从前方、后方和侧方反复观察,分别观察支撑相和摆动相,注意两侧对比观察。

步骤三:运用常用的方法

(一)步行能力的评估

1. 描述步行能力的概念

功能性行走应符合以下标准。① 安全:独立行走,不需要别人的帮助,没有跌倒的危险。② 质量:行走姿势基本正常,不用其他助行器械。③ 心血管功能:心脏有足够的能力,表现为步行效率即步行速度除以步行 3 min 后的心率大于 0.3。④ 速度和耐力:有一定的速度和耐力,即能连续行走 5 min,并走过 575 m。

根据老人步行的具体情况,功能性行走又可以分为社区性行走和家庭性行走。前者主要表现为有能力在家庭周围地区采购、散步、逛公园、到附近医疗机构就诊等,具体如下:① 终日穿戴支具并能耐受;② 能一口气走 900 m;③ 能上下楼梯;④ 能独立地进行日常生活活动。若除②外均能达到者,可以视为家庭性行走。

2. 评估行走能力的方法

(1) Hoffer步行能力分级 它是一种客观的分级方法,通过分析可以了解老人是否可以步行并确定是哪种行走的形式,具体内容如下。① 不能行走者。② 非功能性步行者:训练时用膝踝足矫形器、拐等能在治疗室内行走,但是耗能大、速度慢、距离短、无功能价值,因有效预防压疮、骨质疏松的治疗意义,故又称治疗性步行。③ 家庭性步行者:用踝足矫形器、手杖等可以在家行走自如,但不能在室外长久行走。④ 社区步行者:用踝足矫形器、手杖或者甚至不用,可以在室外行走,但时间不能长,否则仍需要轮椅。具体分类如表 2-8 所示。

表 2-8 Holden 步行能力分类

级别	表现
0级:无功能	病人不能走需要轮椅或2人协助才能走
Ⅰ级:需大量持续性的帮助	需使用双拐或1人连续不断地搀扶才能行走或保持平衡
Ⅱ级:需少量帮助	能行走但平衡不佳,不安全,需1人在一旁给予持续或间断地接触身体的帮助或需使用膝—踝—足矫形器(KAFO)、踝—足矫形器(AFO)、单拐、手杖等以保持平衡或保持安全
Ⅲ级:需监护或语言指导	能行走,但不正常或不够安全,需1人监护或用语言指导,但不接触身体
Ⅳ级:平地上独立	在平地上能独立行走,但在上下斜坡、在不平的地面上行走或上下楼梯时仍有困难,需要他人帮助或监护
Ⅴ级:完全独立	在任何地方能独立行走

(2)功能独立性测量(FIM) 以老人行走独立的程度、对辅助用具的需求以及他人给予的帮助的量为依据,根据行走的距离和辅助量两个方面按照7分制的原则进行评分。如表 2-9 所示。

表 2-9 功能独立性测量表

分数	独立性	时间性	距离	监护	辅助用具	是否需要帮助
7分	完全独立	合理	50 m	不需要	不需要	不需要
6分	有条件	较正常长	50 m	不需要	需要	不需要
5分	需要监护	较正常长	38 m～50 m	需要	需要	不需要
4分	需要帮助	较正常长	29.5 m～37.5 m	需要	—	需要
3分	中等量帮助	较正常长	25 m～29 m	需要	—	需要
2分	最大量帮助	较正常长	12.5 m～24.5 m	需要	—	需要
1分	完全帮助	较正常长	<12.5 m	需要	—	需要

注:时间性是从完成步行距离来考虑的。另外辅助用具一栏中,在需要帮助时,就不考虑使用辅助用具。

(二)步态的定量分析法

步态的定量分析法是通过器械或专门的设备获得可观数据对步态进行分析的方法。简单的方法可以利用卷尺、秒表、量角器等测量工具以及使用能够留下足印的墨水、滑石粉等。较为复杂时可以利用肌电图、高速摄影器材、电子角度计,甚至步态分析仪等设备。但是这些设备价格较为昂贵,目前使用不是很普遍。

1. 评价步态参数

在获得步态定量分析参数时,主要使用足印分析法,其优点是测试时间短、费用低、设施简单、记录定量客观。此外,还可以使用吸水纸法和鞋跟绑缚标记法等。

1)足印分析法

(1)所需设施和器械 颜料(或者滑石粉)、1 100 cm×45 cm 的场地、秒表、剪刀、直

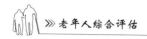
尺、量角器。

（2）步态采集　选用操场、回廊等可以作为步道的地面，但是要基本满足长 1 100 cm、宽 45 cm 的条件，在距离两端各 250 cm 处画一横线，中间 600 cm 作为测量正式步态所用。被测试者赤脚，让足底粘上颜料。先在步道旁试走几次，然后平视前方，以自然行走方式走过准备好的步道。当测试者走过起始端横线处时按动秒表，直到走到终端的横线外停止秒表。要求在上述 600 cm 的步道中至少包括连续 6 个步印，以供测量使用。

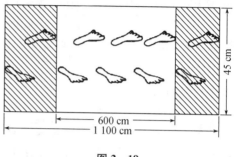

图 2 - 19

（3）记录　根据相关定义，可以测算出左右步幅、步长、步速和步频的参数，如图 2 - 19 所示。

2）吸水纸法

在步道上铺三层纸，下层为颜色较深并且较厚的纸张，中层为含水的潮湿纸，上层为能吸水的纸巾。被测试者行走在铺着这三层纸的步道上，利用体重的压力使中层纸的水分被上层干纸吸干，形成清晰的足印。待足印晾干后可以对其相关参数进行测量并记录。该方法可以穿鞋测试，依从性强，老人便于接受。

项目七　感觉功能评估

 任务情境

消失的温度

刘奶奶，73 岁，左侧偏瘫，入住养老机构 3 年，性格开朗，做事积极主动，能自行进食，但需护理员在一旁监督。一天，护理员小李为刘奶奶准备了早餐，刘奶奶喝小米粥时对小李说："小李呀，最近这个粥是不是都凉了呀，我咋喝不吃出热乎气呢。"小李用再次用手背测试了粥的温度，温度刚好。联想起刘奶奶最近好像自己不知道添衣、脱衣，护理员小李对刘奶奶"消失的温度"这种情况心中已有数。

 任务分析

刘奶奶最近对外界温度感受能力下降，我们在关注温度觉的同时，也不能忽略人体的其他感觉，因此要对老人的感觉功能进行必要的评估。

任务实施

实施步骤		具体内容
工作准备		1. 环境准备:评估空间宽敞明亮,地面干净整洁、无障碍物。
		2. 评估员准备:穿戴整齐,修剪指甲,七步洗手法洗净双手,核对老人信息,向老人讲述本次评估的目的、所需时间、保护老人安全等。
		3. 老年人准备:老人意识清楚,配合评估。
		4. 物品准备:大头钉或牙签、两支测试管及试管架、棉签(棉花)、纸巾或软刷(毛笔)、4~5件常见物、一套形状、大小、相同,重量不同的物件、几块不同质地的布、音叉(128/256 Hz)。
任务分配	任务一:认识感觉	1. 了解感觉的基本概念; 2. 明确感觉评估的判断标准; 3. 明确感觉评估的流程。
	任务二:感觉评估方法实施	1. 浅感觉评估; 2. 深感觉评估; 3. 复合感觉评估。
整理记录		1. 整理物品:整理床铺,协助老人上床休息; 2. 洗手、记录、报告:洗净双手,记录老人感觉功能状况,发现异常情况向康复医师、康复治疗师报告。
注意事项		1. 感觉检查应耐心、细致; 2. 应从感觉障碍区域查向健康部位,左右双侧、远近、前后对照比较,反复多次交替进行,详细记录感觉障碍的平面和范围; 3. 检查时,让老人闭目以防视觉的干扰,并避免暗示性语言的诱导; 4. 在感觉检查中,检查者应熟悉和掌握脊髓对皮肤感觉的支配节段性特征。

任务一　认识感觉

步骤一:了解感觉基本概念

(一) 定义

感觉是人脑对直接作用于感受器的客观事物的个别属性的反映,个别属性有大小、形状、颜色、硬度、湿度、味道、气味、声音等。

知觉(perception):是人脑对直接作用于它的客观事物的各个部分和属性的整体反映。

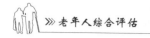

（二）分类

通常将感觉分为特殊感觉和一般感觉。

特殊感觉：包括视、听、嗅、味等。

一般感觉：

浅感觉：触觉、痛觉、温（度）觉、压觉，是皮肤和黏膜的感觉。

深感觉：又称本体感觉，包括关节觉（位置觉、运动觉）、震动觉，是刺激肌腱、肌肉、骨膜和关节的本体感受器（肌梭、腱梭）产生的感觉。

复合感觉：实体觉、两点辨别觉、定位觉、图形觉、重量觉、质地觉等，是大脑综合分析和判断的结果，也称为皮质感觉。

步骤二：明确感觉评估的判断标准

1. 正常：老人反应快而准确；

2. 减退：对外界刺激有反应，但敏感性减弱，反应迟钝，回答的结果与所受的刺激不相符合；

3. 消失：无反应；

4. 过敏：轻微的刺激而引起强烈的感觉，如痛觉过敏；

5. 倒错：对刺激的认识完全倒错，如轻微触觉刺激即有痛感、冷刺激却有热感等。

步骤三：明确感觉评估流程

1. 向患者介绍检查目的、方法和要求，取得患者的合作。

2. 检查前进行检查示范。

3. 遮蔽双眼。

4. 先检查健侧再检查患侧。目的是在判断患者理解力的同时，建立患者自身的正常标准用于与患侧进行比较。

5. 给予刺激。

6. 观察患者的反应。患者不能口头表达时，可让其用另一侧进行模仿。

7. 将检查结果记录在评估表中，或在节段性感觉支配的皮肤分布图中标示。

任务二　感觉功能评估

步骤一：浅感觉评估

（一）痛觉

世界卫生组织（WHO，1979年）和国际疼痛学会为疼痛下的定义是：疼痛是组织损伤或潜在组织损伤所引起的不愉快感觉和情感体验。

用大头针从痛觉缺失区开始移向正常感觉区,按神经支配节段双侧对比检查,询问针刺时有无痛觉及其程度。

1. 视觉模拟评分法

视觉模拟评分法(visual analoguescales,VAS)是一种简便、有效的测量方法。通过这种方法可获得疼痛的快速指标,并设计了数量值。VAS 通常采用 10 cm 长的直线段,两端分别标示为"无痛"(0)和"最严重的疼痛"(10)(或类似的词语描述语)(图 2-20),老人根据自己所感受

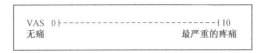

图 2-20　视觉模拟评分图

的疼痛程度,在直线上某一点做一个记号,以表示疼痛的强度及心理上的冲击。从起点至记号处的距离长度也就是疼痛的量。

2. 口述描绘评分法

口述描绘评分法(verbal ratingscales,VRS)是另一种评价疼痛强度和变化的方法,该方法采用形容词来描述疼痛的强度。这里用 6 点口述分级评分,这些词通常按从疼痛最轻到最强的顺序排列(图 2-21),最轻程度疼痛的描述常被评估为 0 分,以后每级增加 1 分,因此每个形容疼痛的形容词都有相应的评分,以便于定量分析疼痛。这样,老人的总疼痛程度评分就是最适合其疼痛水平有关的形容词所代表的数字。

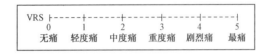

图 2-21　口述描述评分图

3. 数字评分法

数字评分法(numerical rating scales,NRS)常用于测定疼痛的强度。此方法要求老人用 0 到 10 这 11 个点来描述疼痛的强度。0 表示无痛,疼痛加强时增加点数,10 表示最剧烈的疼痛(图 2-22)。这是临床上最简单、最常使用的测量主观疼痛的方法,容易被老人理解和接受,可以口述也可以记录,结果较为可靠。

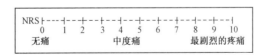

图 2-22　数字评分法

4. 面部表情疼痛量表(FPS-R)

疼痛评估时要求老人选择一张最能表达其疼痛的脸谱,优点:简单、直观、形象易于掌握,不需要任何附加设备,特别适用于急性疼痛者、老人、小儿、文化程度较低者、表达能力丧失者及认知功能障碍者。面部表情疼痛评分量表如图 2-23 所示。

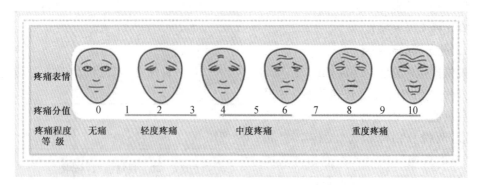

图 2-23 面部表情疼痛评分量表

（二）温度觉

包括冷觉与温觉。冷觉用装有 5～10 ℃的冷水试管,温觉用 40～45 ℃的温水试管。在闭目的情况下交替接触老人皮肤,嘱老人说出冷或热的感觉。选用的试管直径要小。管底面积与皮肤接触面不要过大,接触时间以 2～3 秒为宜,检查时两侧部位要对称,并进行比较。

（三）触觉

让老人闭目,检查者用棉签(棉花)或软毛笔对其体表的不同部位依次接触,询问老人有无(轻痒的)感觉。刺激的动作要轻,刺激不应过频,刺激时间间隔不要有规律。要在两侧对称的部位进行比较。检查四肢时刺激的方向应与长轴平行,检查胸腹部的方向应与肋骨平行。检查顺序为面部、颈部、上肢、躯干、下肢。

表 2-10 节段性感觉支配与检查部位

节段性感觉支配	检查部位	节段性感觉支配	检查部位
C_2	枕外隆凸	T_8	第 8 肋间
C_3	锁骨上窝	T_9	第 9 肋间
C_4	肩锁关节的顶部	T_{10}	第 10 肋间(脐水平)
C_5	肘前窝的桡侧面	T_{11}	第 11 肋间
C_6	拇指	T_{12}	腹股沟韧带中部
C_7	中指	T_1	T_{12} 与 L_2 之间上 1/3 处
C_8	小指	L_2	大腿前中部
T_1	肘前窝的尺侧面	L_3	股骨内上髁
T_2	腋窝	L_4	内踝
T_3	第 3 肋间	L_5	足背第 3 跖趾关节
T_4	第 4 肋间(乳头线)	S_1	足跟外侧

（续表）

节段性感觉支配	检查部位	节段性感觉支配	检查部位
T_5	第5肋间	S_2	（腘）窝中点
T_6	第6肋间（剑突水平）	S_3	坐骨结节
T_7	第7肋间	$S_4 \sim S_5$	肛门周围

根据这种规律的分布特点,有助于脊神经和脊髓损伤的定位诊断。

步骤二:深感觉评估

1. 振动觉

将振动的音叉置于体表骨性标志突起处,询问有无振动及其程度。

2. 运动觉

老人闭目,检查者以手指夹住老人手指或足趾两侧,上下移动5度左右,让老人辨别是否有运动及移动方向(向上、向下),如不明确可加大幅度或测试较大关节,让老人说出肢体运动的方向,或用对侧肢体进行模仿。

3. 位置觉

老人闭目,检查者将老人手指、脚趾或一侧肢体被动摆在一个位置上,让老人说出肢体所处的位置,或用另一侧肢体模仿出相同的位置。

步骤三:复合感觉评估

1. 定位觉

用手指或笔杆轻触老人的皮肤,请老人指出刺激部位,正常误差不超过1 cm。

2. 两点辨别觉

用两个大头针检查,先将两针尖分开一定距离刺测皮肤,如老人感到是两点受刺时,逐步缩小两针尖距离,至不能分辨两点时,记录该最小距离。检查躯干和四肢时,检查者也可用双手指来粗试。正常人舌尖、鼻尖、指尖、前臂最灵敏,为1 cm～3 cm;四肢近端、躯干敏感性差,约为4 cm～12 cm。

3. 实体觉

嘱老人闭目,让其用单手触摸一些常用物品如钥匙、硬币、铅笔等,令其说出所触物体名称。

4. 图形觉

在老人肢体、躯干皮肤上划三角、正方形、圆形、椭圆形等,让其说出为何种图形。

5. 重量觉

给老人有一定重量差别的数种物品,请其用单手掂量后,比较、判断各物品的轻重。

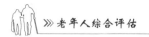
项目八 日常生活活动能力评估

任务情境

无法照顾好自己的王爷爷

王爷爷,82岁,神志清楚,1年前因脑梗塞后致右侧肢体活动障碍,肌力约Ⅱ级,言语可,长期卧床,不能自主进食、洗澡、穿衣、洗脸、如厕,大小便失禁,现经综合治疗后病人能借用辅助器缓慢行走,左手能自主进食,不能下楼梯,大小便偶尔控制不住。王爷爷每次想到自己的病情就会对护理员小刘说:"我现连最基本的生活都照顾不好自己了,幸亏有你呀小李。"

任务分析

日常生活活动能力反映了人们在家庭(或医养机构)内和社区中活动的最基本的能力,是国内外常用的评估躯体功能状况的指标,尤其在老年医学中应用广泛。王爷爷口中的基本生活其实就包括了日常的衣、食、住、行,目前王爷爷在这些方面有很多不能自主完成。为了更好地判断王爷爷的预后康复效果,需要对王爷爷进行日常生活活动能力评估。

任务实施

实施步骤		具体内容
工作准备		1. 环境准备:ADL评估室接近老人实际生活环境,宽敞明亮。
		2. 评估员准备:穿戴整齐,修剪指甲,七步洗手法洗净双手,核对老人信息,向老人讲述本次评估的目的、所需时间、保护老人安全等。
		3. 老年人准备:老人意识清楚,配合评估。
		4. 物品准备:ADL评估量表、日常所需物品。
任务分配	任务一:认识日常生活活动能力	1. 了解基本概念与分类; 2. 明确日常生活活动能力评估流程; 3. 明确日常生活活动能力评估的目的。
	任务二:日常生活活动能力评估工具及使用方法	1. 认识日常生活活动能力评估工具; 2. 运用评估工具。

（续表）

实施步骤	具体内容
整理记录	1. 整理物品：整理床铺，协助老人上床休息； 2. 洗手、记录：洗净双手，记录老人 Barthel 指数得分。
注意事项	1. Barthel 指数应记录"老人能做什么"，而不是可能或应达到什么程度，其主要目的是确定老人在有无任何体力或智力帮助的情况下所获得的自理程度； 2. 应让老人在正常的生活过程中和适当的环境中评估某项功能。例如，评估穿衣技能、上厕所的技能时，应观察其能否处理穿衣、如厕等事情； 3. 评估的结果是反映老人每日内完成的情况，虽然周期较长，但为了说明问题是必要的； 4. 只要老人不需要他人的帮助，即使使用辅助器具也可视为自理。

任务一　认识日常生活活动能力

步骤一：了解 ADL 基本概念及分类

（一）定义

日常生活活动（activities of daily living，ADL）是指人们在每日生活中，为照顾自己的衣、食、住、行，保持个人卫生整洁和进行独立的社区活动所必须反复进行的、最基本的、最具有共性的活动。

（二）日常生活活动能力的分类

日常生活活动能力包括基本日常生活活动能力、工具性日常生活活动能力和高级日常生活活动能力三个层次。

1. 基础性日常生活活动

基础性日常生活活动（basic ADL，BADL）是指老人在家中或医院里每日所应用最基本的、粗大的、不利用工具的日常生活活动，包括自理活动和功能性移动两类活动。自理活动包括穿衣、洗漱、梳妆、进食、如厕、洗澡等，功能性移动包括翻身、从床上坐起、由坐到站、行走、驱动轮椅、上下楼梯等。其评估结果反映了个体较粗大的运动功能，通用于较重的残疾，常用于住院老人。日常生活活动能力的评估不仅是评估老人的功能状态指标，也是评估老年人是否需要补偿服务的指标。

2. 工具性日常生活活动

工具性日常生活活动（instrumental ADL，IADL）是指人们在社区中独立生活所需的比较高级技能，如常需使用各种工具（电话、电饭煲、洗衣机、微波炉、自行车等）才能完成，故称之为工具性 ADL。其评估结果反映了老人较精细的运动功能，适用于较轻的残疾，且在发现残疾方面较 BADL 敏感，多在社区老年人和残疾人中应用。

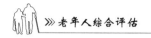

3. 高级日常生活活动能力

高级日常生活能力（Advanced activities of daily living，ADL）是指与生活质量相关的高水平活动，包括娱乐、社交、职业工作、社会活动等能力。高级日常生活能力是反应老年人的智能能动性和社会角色功能的能力，是反映老年人整体健康状况的指标之一。如果这一层次功能状态的能力下降，将使老年人的健康完整性受到影响。一旦发现老年人有高级日常生活活动能力下降，则需进一步作基本生活活动能力和工具性日常生活活动能力的评估。

步骤二：明确日常生活活动能力评估流程

（一）收集资料

可通过对老人躯体、感知和认知等功能的评估以及通过阅读病历，参加查房，与护士、治疗师、家属交谈等获取相关资料。

1. 老人的性别、年龄、职业、所处的家庭、工作、学习和社会环境及其在其中所承担的社会角色如何。

2. 老人的主观能动性、情感和态度。

3. 老人的反应性、依赖性、依从性和重复操作能力。

4. 老人残疾前的功能状况。

5. 老人残余的体能和潜能。

6. 由疾病和（或）残疾而出现的其他生理、心理的问题。

7. 老人用或不用辅助器，支具和设备的实际的或潜在的能力。

8. 老人的一般情况。是急性期还是慢性期；有无肌力、肌张力减弱，肌萎缩、痉挛（局部）关节情况或活动范围；有无肿胀、畸形及其程度如何，以及由此所致的残疾；有无感觉、感知及认知障碍等。

9. 老人的家庭条件、家庭环境、经济状况等。

（二）首次交谈

评估前应先与老人交谈，得以进一步确认最初收集的资料。交谈时，最好有老人家属参加，若老人有言语问题或叙述的情况不可靠时，可直接询问家属。

交谈的内容包括：了解老人的文化修养和价值观念，以及与自理、家庭帮助和独立有关的习俗。老人从事何种职业，如果老人已退休，那么他们退休前的职业是什么？他们能否或者是否愿意返回工作岗位？入院前他们有什么ADL问题？他们最近的功能状况如何？他们有什么活动需要帮助？为什么需要帮助？需要如何帮助？老人回去后是独立生活，还是与其家人一起生活？家庭或社区能够提供帮助的人员数量是多少？是长期的帮助，还是暂时的帮助？老人是否有足够的资金购买专门的设备或对住房进行改造。

（三）评定

谈话后，如果老人未表现出疲劳和焦虑，即可开始评估。通过评估能准确地判定个体

ADL 的功能障碍程度。

步骤三：介绍日常生活活动能力评估的目的

① 根据评估结果拟定合适的治疗目标，制定适合老人实际情况且有针对性的 ADL 训练计划。

② 在训练过程中进行动态评估，不断调整与修订训练方案。

③ 判断患者在 ADL 方面能否独立及独立程度和功能预后。

④ 根据评估结果安排老人返家或就业，也可为制定环境改造方案提供依据。

⑤ 对不同治疗方案进行治疗效果的比较，总结治疗经验和教训。

任务二　日常生活活动能力评估的工具及使用方法

步骤一：认识日常生活活动能力评估的工具

老年人日常生活活动能力评估常常借助多种评估工具或量表完成，目前所使用的工具或量表大都从国外引进。

（一）评估途径

老年人 ADL 的评估主要是用量表评估，通过使用普遍认可并且有效的量表，获得可观察的指标和可测得的数据。在具体操作过程中可结合实际情况选择直接观察法或间接评估法。

1. 直接观察法

直接观察法是由评估者直接观察老年人完成各项活动的状况而实现对活动能力进行评估的一种方法，简称观察法。

这种方法结果可靠，但为体弱者检查时需分次进行，所需时间较多，另外有些任务不方便直接观察，如大小便和沐浴等。直接观察法通常由检查者通过直接观察老人 ADL 各项活动的实际完成情况来进行评估。评估地点可以在老人实际生活环境中，也可以在 ADL 评估训练室内。ADL 评估训练室的设计应尽量接近老人实际生活环境，设置有卧室、浴室、厕所、厨房及家具、家用电器、餐具等。ADL 评估训练室内除了可进行 ADL 评估外，还可以在其中对老人进行 ADL 训练。直接观察法能使评估者详细观察老人的每一项日常生活活动的完成细节，得到的结果较为可靠、准确，并且有利于评估者针对老人的活动缺陷进行康复训练。评估应注意选择在合适的时间进行，例如在老人早上起床时观察其穿衣、洗漱、修饰等活动，在进餐时间观察其进食能力等。这种方法所需评估时间较长，对于体弱的被检查者，为避免疲劳可通过多次安排完成检查。

2. 间接评估法

间接评估法是通过向被评估者或其家属、朋友等了解情况，用来评估其功能状态的一种方法，也称自述法。这种方法实施简单，但准确性不如直接观察法。

临床上对间接评估法的实施一般通过询问的方式来收集资料和进行评估,有口头询问和问卷询问两种。除了面对面的形式外,也可以采取电话、书信等形式。尽量让老人本人接受调查,如老人不能回答问题(如体力虚弱、认知障碍等)可请老人家属或护理人员回答。这种方法有利于评估一些不便直接观察的较私密的活动(如穿脱内衣、大小便、洗澡等)。可以在较短时间内得到评估结果,评估较为简便。其准确性不如直接观察法,可与直接观察法结合使用。

(二)评估的工具

Barthel 指数(Barthel index,BI)产生于 20 世纪 50 年代中期,是由美国 Florence Mahoney 和 Dorothy Barthel 设计并应用于临床,当时称为 Maryland 残疾指数。20 世纪 60 年代中期文献报告正式称其为 Barthel 指数,并一直沿用至今,是国际康复医疗机构常用的方法。70 年代后期,我国许多医院也开始应用该指数来评估老人的 ADL 能力。

Barthel 指数包括进食、修饰、穿衣、转移、步行、如厕、大便控制、小便控制、上下楼梯、洗澡 10 项内容,根据是否需要帮助及帮助程度分为 0 分、5 分、10 分、15 分四个功能等级,总分为 100 分。得分越高,说明其独立性越强,依赖性减小。

步骤二:运用评估工具

运用 Barthel 指数评估量表评估老人 ADL 能力

Barthel 指数评估量表及评分标准见表 2-11。

表 2-11 Barthel 指数评估量表及评分标准

任务		分类和评分
大便	0 分	失禁;或无失禁,但有昏迷
	5 分	偶尔失禁(每周≤1 次),或在需要帮助下使用灌肠剂或栓剂,或需要辅助器具
	10 分	能控制;如需要,能使用灌肠剂或栓剂
小便	0 分	失禁;或需由他人导尿;或无失禁,但有昏迷
	5 分	偶尔失禁(每 24 h≤1 次,每周>1 次),或需要器具帮助
	10 分	能控制;如果需要,能使用集尿器或其他用具,并清洗。如无须帮助,自行导尿,并清洗导尿管,视为能控制。
修饰(个人卫生)	0 分	依赖或需要帮助
	5 分	自理:在提供器具的情况下,可能独立完成洗脸、梳头、刷牙、剃须(如需用电则应会用插头)
用厕	0 分	依赖
	5 分	需部分帮助:指在穿衣脱裤,使用卫生纸擦净会阴,保持平衡或便后清洁时需要帮助
	10 分	自理:指能独立地进出厕所,使用厕所或便盆,并能穿脱衣裤、使用卫生纸,擦净会阴和冲洗排泄物,或倒掉并清洗便盆

(续表)

任务	分类和评分	
进食	0分	依赖
	5分	需部分帮助:指能吃任何正常食物,但在切割、搅拌食物或夹菜、盛饭时需要帮助,或较长时间才能完成
	10分	自理:指能使用任何必要的装置,在适当的时间内独立完成包括夹菜、盛饭在内的进食过程
转移	0分	依赖:不能坐起,需2人以上帮助,或用提升机
	5分	需大量帮助:能坐,需2人或1个强壮且动作熟练的人帮助或指导
	10分	需小量帮助:为保安全,需1人搀扶或语言指导、监督
	15分	自理:指能独立地从床上转移到椅子上并返回。能独立地从轮椅到床,再从床回到轮椅,包括从床上坐起,刹住轮椅,抬起脚踏板
平地步行	0分	依赖:不能步行
	5分	需大量帮助:如果不能行走,能使用轮椅行走45 m,并能向各方向移动以及进出厕所
	10分	需小量帮助:指在1人帮助下行走45 m以上,帮助可以是体力或语言指导、监督。如坐轮椅,必须是无须帮助,能使用轮椅行走45 m以上,并能拐弯。任何帮助都应由未经特殊训练者提供。
	15分	自理:指能在家中或病房周围水平路面上独自行走45m以上,可以用辅助装置,但不包括带轮的助行器。
穿着	0分	依赖
	5分	需要帮助:指在适当的时间内至少做完一半的工作
	10分	自理:指在无人指导的情况下能独立穿脱适合自己身体的各类衣裤,包括穿鞋、系鞋带、扣、解纽扣、开关拉链、穿脱矫形器和各类护具等。
上下楼梯	0分	依赖:不能上下楼梯
	5分	需要帮助:在体力帮助或语言指导、监督下上、下一层楼
	10分	自理(包括使用辅助器):指能独立地上、下一层楼,可以使用扶手或用手杖、腋仗等辅助用具
洗澡(池浴、盆浴或淋浴)	0分	依赖或需要帮助
	5分	自理:指无须指导和他人帮助能安全进出浴池,并完成洗澡全过程
	评出分数后,可以按下列标准判断患者ADL独立程度	
ADL独立程度	>60分,良,虽有轻度残疾,但生活基本自理	
	40～60分,中度残疾,生活需要帮助(40分以上者康复治疗效益最大)	
	20～40分,重度残疾,生活依赖明显,需要很大帮助	
	<20分,完全残疾,生活完全依赖	
	100分,表示患者不需要照顾,ADL可以自理,但并不意味着能独立生活,他可能不能烹饪、料理家务和与他人接触	

Barthel指数评定简单,可信度高,灵敏度也高,是目前临床应用最广、研究最多的一种ADL能力的评定方法,它不仅可以用来评定治疗前后的功能状况,而且可以预测治疗效果、住院时间及预后。

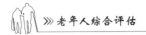

模块小结

老年人躯体功能评估可从人体形态、运动功能、感觉功能、日常生活活动能力四个方面进行评估。通过本模块的学习同学们熟练掌握正常人体形态的特征、老年人运动功能、感觉功能、日常生活活动能力评估的内容和方法。

案例分析

耿大爷,78岁。于7日前早晨睡醒后发现左侧肢体无力、活动障碍,无昏迷、呕吐、抽搐、出汗等。急诊颅脑CT示"右侧丘脑血肿;右侧侧脑室少量积血;脑萎缩",入院经治疗后病情平稳,现存在左侧肢体功能障碍,左上肢能抬离床面,但不能对抗阻力。经过一段时间康复治疗后,现可借助辅助工具自主进食、穿衣、洗脸等,拄拐杖可缓慢行走,不能上下楼梯,可控制大小便。

实训项目

学生分角色扮演护理员和耿大爷进行评估情景模拟练习。

思考与练习

1. 老年人运动功能障碍主要表现在哪些方面?
2. 请设计出老人的运动功能评估表。
3. 该老人现阶段的日常生活活动能力评估得分为多少,属于哪种分级?

模块三
老年人言语及吞咽功能评估

随着年龄的增长,老年人言语—语言功能会有生理性减退,也会有病理性的功能障碍,老年人常见的言语—语言障碍有失语症和构音障碍,相比言语—语言功能,老年人的吞咽功能也是不可忽视的。

学习目标

知识目标:

(1) 了解老年人言语—语言功能障碍及吞咽功能障碍的基本概念。

(2) 掌握失语症、构音障碍、吞咽功能障碍评估的具体内容及相关量表的使用。

能力目标:

(1) 具有能够根据老年人言语—语言症状判断老年人言语—语言功能状况的能力。

(2) 具有合理运用各项言语—语言、吞咽评估量表技巧的能力。

素质(思政)目标:

(1) 培养学生用坦诚的态度与老年人交往,言语评估时耐心细致。

(2) 评估中善于运用语言沟通和非语言沟通两种方式。

项目一　失语症评估

任务情境

答非所问的李奶奶

李奶奶,75岁,半年前发生车祸,造成头部外伤,昏迷,送当地医院急诊,当时诊断为脑挫裂伤、脑出血。一个月前入住养老机构,入院 MRI 示左颞顶脑软化,局限性脑萎缩。

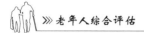

平时照护过程中,李奶奶在日常会话中不能与他人进行实用性的交流,语量较多,问她问题,能回答很多,但总是答非所问。

 任务分析

李奶奶因脑外伤,语言中枢受损,致出现答非所问的语言症状,这是失语症的典型语言症状之一。为了确定李奶奶的语言障碍类型,从而更好地照护她,要为李奶奶进行失语症评估。

 任务实施

实施步骤		具体内容
工作准备		1. 环境准备:评估室干净整洁、安静。
		2. 评估员准备:穿戴整齐,修剪指甲,七步洗手法洗净双手,核对老人信息,向老人讲述本次评估的目的、所需时间、保护老人安全等。
		3. 老年人准备:老人意识清楚,配合评估。
		4. 物品准备:ABC 评估量表、录音机、纸、笔、卡片若干(颜色、字、句)。
任务分配	任务一:认识言语与语言	1. 了解言语与语言的区别; 2. 介绍言语语言障碍评估目的; 3. 明确评估方法。
	任务二:认识失语症	1. 认识失语症定义; 2. 明确失语症语言症状。
	任务三:失语症的评估方法	1. 失语症评估方法简介; 2. 使用汉语失语症检查表(ABC 法)。
整理记录		1. 整理物品:整理评估室所用物品,协助老人回房间休息; 2. 洗手、记录:洗净双手,记录老人 ABC 检查得分。
注意事项		1. 评估时要让老人放松,充分取得老人的配合; 2. 评估过程中要给予老人适当的鼓励和夸奖,当老人不能作答时,检查者可示范; 3. 避免老人疲劳,评估时间不宜太长。

任务一 认识言语与语言

步骤一:了解言语与语言的区别

(一) 言语(speech)

通常是指口语的能力,也就是说话的能力,是一种通过口腔、咽喉结构和呼吸器官产生声音实现交流的运动活动和实际过程。

1. 言语的产生包括呼吸、发声、共振、构音及韵律。
2. 言语的形成,主要是由肺部呼出气体,经气管进入声道,形成声音。
3. 声道包括:喉、声带、咽、舌、软腭、硬腭、牙和唇。

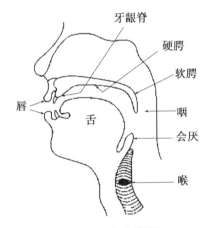

图 3-1 构音器官

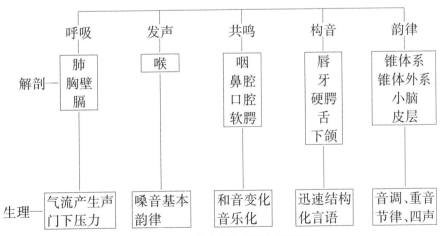

图 3-2 正常言语的解剖生理过程

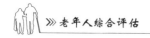

（二）语言（language）

是人类最重要的交际工具和认知功能之一，是包含了口语、书面语、手势语和体态语等交流符号的集合系统，是一个自然发展起来的语音、词法、句法、语义及语用的规则体系。

1. 语言活动有四种形式，即口语表达、口语理解、阅读理解和书写表达。
2. 常见的语言言语障碍。

语言障碍：口语和非口语的过程中词语应用出现障碍。

主要语言障碍：失语症、儿童语言发育迟缓等。

言语障碍：言语发音困难，嗓音产生困难，气流中断或言语韵律出现困难。

主要言语障碍：构音障碍、口吃、嗓音障碍等。

（三）经典的语言中枢

运动性语言中枢（Broca 区；前言语区）：额下回中部

听觉性语言中枢（Wernicke 区，后言语区）：颞上回后部

书写中枢：额中回后部

阅读中枢：顶叶角回

步骤二：介绍言语语言障碍评估目的

（一）判定老人是否有言语障碍，并进一步进行其分类。

（二）评价言语障碍的严重程度和具体情况，了解各种影响老人交流能力的因素，精确评价老人残留的交流能力。

（三）可对老人康复程度进行预测，确定现实的治疗目标，设计合理的治疗方案，以促进老人最大限度恢复交流能力。

步骤三：明确评估方法

（一）对失语症老人，与老人交谈、让老人阅读、书写或采用通用的量表来评估。

（二）对构音障碍老人，除了观察老人发音器官的功能是否正常外，还可以通过仪器对构音器官进行检查。

任务二　认识失语症

步骤一：认识失语症的定义

失语症：是由于大脑语言中枢病变造成的后天习得性语言功能受损或丧失，表现为阅读、理解、会话、书写等不同程度的语言交流功能障碍。

失语症的病因：脑血管病、脑外伤、脑肿瘤、感染。

步骤二：明确失语症的主要语言症状

（一）口语表达障碍

1. 发音障碍：发音障碍（articulatory disorders）又称皮质性构音障碍或言语失用，表现为咬字不清、说话含糊或发单音有困难，模仿语言发音不如自发语言。

2. 说话费力：说话费力（laborious speech）与发音障碍有关，表现为说话不流畅、缓慢，并伴有全身用力、叹气及附加表情和手势。

3. 错语：错语（paraphasia）包括语音错语、词意错语和新语。语音性错语是音素之间的置换，如将钥匙（yaoshi）说成礁石（jiaoshi）。语义错语是词与词之间的置换，如将"狗"说成"猫"。新语则是用无意义的词或新创造的词代替说不出的词，如将"铅笔"说成"乌里"。在表达时，大量错语混有新词，称为杂乱语（jargon）。

4. 语法错误：语法错误有两种：① 失语法：表达时用名词和动词罗列，缺乏语法结构，类似电报文体，故称电报式言语；② 语言错乱：句子中有实意词和虚词，但用词错误、结构及关系紊乱。

5. 找词困难：找词困难（word finding problem）是指欲说出恰当词时有困难或不能，多见于名词、形容词和动词。表现为谈话出现停顿，或重复结尾词、介词及其他功能词。如果找不到恰当的词，而以描述说明等方式进行表达，则称为迂回现象。

6. 刻板语言：刻板语言（verbal stereotype）是只能说几个固定的词或短语，如"滴滴答答""发展""妈妈"，有时会发出无意义的声音。

7. 模仿语言：模仿语言（echolalia）是一种不自主地复述他人的话。如问"你叫什么名字"，回答也是"你叫什么名字"。有模仿语言的老人常有语言完成现象（completion phenomenon），即老人对于系列词、熟悉的诗歌虽然不能自动发起叙述，但若他人说出前面部分，他即可接着完成其余部分。如主试者说"1、2、3"，他可以接着说"4、5、6"。

8. 持续症：持续症（perseveration）是在正确反应后，当刺激已改变时仍以原来的反应来回答。如命名："花"，当将花换成笔后问老人"这是什么"，他仍答"花"。

9. 复述困难：复述（repetition）困难是指不能准确复述主试者说的词或句。

10. 流畅度：流畅度（fluency）以每分钟说出多少词表示。每分钟说出的词在 100 个以上称为流畅型口语，在 50 个以下称非流畅型口语。

（二）听觉理解障碍

听觉理解障碍是指老人理解能力降低或丧失，是失语老人常见的症状。表现为老人听不懂，但依然可以流利地说话；老人能正确朗读或书写，却不能理解文字甚至是手势的意义。如果老人症状轻微，可能只对某些单词或短语不能理解；能回答问题，但不一定完全准确。如果老人有严重的理解障碍，则可能答非所问。

1. 语音辨认障碍：老人能像常人一样听到声音，但对听到的声音不能辨认。典型者称为纯词聋。

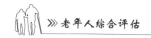

2. 语义理解障碍：老人能正确辨认语音，部分或全部不能理解词义，由于病情轻重不同可以表现为：① 对常用物品名称或简单的问候语不能理解；② 对常用的名词能理解，对不常用的名词或动词不能理解；③ 对长句、内容和结构复杂的句子不能完全理解。

（三）阅读障碍

阅读能力受损，称为失读症，表现为不能正确朗读和理解文字，或者能够朗读但不能理解朗读的内容。分类如下：

1. 形、音、义失读：不能朗读文字，不理解文字的意义
2. 形、音失读：不能朗读文字，但能理解文字的意义。
3. 形、义失读：能朗读文字，但不能理解文字的意义。

（四）书写障碍

书写（writing）比其他语言功能更复杂，它不仅涉及语言本身，还有视觉、听觉、运动觉等的参与。因此，在分析书写障碍时，首先要判断是否属失语性质。失语症的书写障碍常有以下几种表现：

1. 书写不能：完全性书写障碍，可以简单划 1～2 划，构不成字，也不能抄写。
2. 构字障碍：所写出的字笔画错误。
3. 象形书写：不能写字，可用图表示。
4. 镜像书写：笔画正确，而方向相反，见于右侧偏瘫而用左手写字老人。
5. 惰性书写：写出一个字词后再让写其他词时，仍不停地重复写前面的字词，类似口语表达障碍中的语言持续现象。
6. 书写过多：书写中混杂一些无关字词或造字。
7. 语法错误：书写句子时出现语法错误。

任务三　失语症的评估方法

在进行失语症的评估之前，要收集老人的个人资料，包括临床资料，如脑部损伤病史、发病经过、临床检查资料（CT、MRI 等）、治疗经过、当前身体状况、心理状态等；还要了解老人的个人生活史，如发病前的兴趣爱好、语言习惯、教育程度、职业、家庭环境、利手情况等。掌握这些信息可以帮助医生、康复治疗师或护理员对老人的言语受损情况建立初步的印象。

步骤一：失语症评估方法简介

失语症的评估方法有多种，国外常用的失语症评估方法有波士顿诊断性失语症检查、西方失语成套测验，我国常用的失语症评估方法有汉语失语成套测验、汉语标准失语症检查。

1. 波士顿诊断性失语症检查

波士顿诊断性失语症检查(BDAE)是目前英语国家应用较为普遍的失语症诊断性测验方法。由 Goodglass 和 Kaplan 编制,于 1972 年发表,1983 年修订。该检查法设计全面,有一套标准化的评分方法。它由 5 个大项 26 个分测验组成,5 个大项包括:① 会话和自发性言语;② 听觉理解;③ 口语表达;④ 书面语理解;⑤ 书写。此检查方法能详细、全面地测出语言各种模式的能力,但检查需要的时间较长,平均需要 2～3 小时。

2. 西方失语成套测验

西方失语成套测验(WAB)是 Kertesz 在波士顿诊断性失语症检查方法基础上简化而来的。该检查需要的时间大约为 1 小时。它根据自发言语、理解、复述和命名四项指标检查评分,最后计算出一个总分称失语商(AQ),根据失语商确定老人是否有失语症。此检查还可以测出操作商(PQ)和皮质商(CQ),可以分别了解大脑的阅读、书写、运用、结构、计算、推理以及认知等功能。

3. 汉语失语成套测验

汉语失语成套测验(ABC)是由北京医科大学第一临床医学院神经心理研究室参考西方失语成套测验并结合我国汉语的实际情况编制而成,于 1988 年开始用于临床。该检查由会话、理解、复述、命名、阅读、书写、结构与视空间、运用、计算、失语检查总结 10 个大任务组成,并规定了评分标准,目前国内很多医疗机构采用该方法进行失语症评估。

4. 汉语标准失语症检查

此检查是中国康复研究中心听力语言科以日本标准失语症检查(SLTA)为基础,按照汉语的语言特点于 2000 年编制,亦称中国康复研究中心失语症检查法(CRRCAE)。本检查包括听、复述、说、出声读、阅读理解、抄写、描写、听写和计算 9 个大任务 30 个分测试,采取 6 级评分标准。此方法适用于我国不同地区使用汉语的成人失语症患者。

步骤二:使用汉语失语症检查表(ABC 法)

汉语失语症检查表(ABC 法)

(一) 谈话(流畅度9～27分、信息量0～6分)

1. 问答(录音)

将老人谈话录音,对 7,8 项应鼓励尽量多说,录音至少 5～10 分钟,老人连续说时不要打断他。一分钟内无或偶有文法结构词为无文法结构。一分钟内一半以下语句有文法结构词为少。

信息量:

记分	表现
0 分	哑
1 分	刻板语言,或难以听懂的错语、咕噜声,不表达任何信息。
2 分	部分表达信息,少量实质词,偶有短语,或有大量错语。

（续表）

记分	表现
3 分	简单表达信息,电报式,或较多错语,找词明显困难。
4 分	能表达意思,句子大多完整,有轻度找词困难,少量错语,或难以扩展。
5 分	能表达思想,能扩展,无错语,偶有找词困难,或主观困难。
6 分	正常。

流畅度:

言语特征	1	2	3
语量	<50 字/分	51~99 字/分	>100 字/分
语调	不正常	轻度不正常	正常
发音	构音困难	轻度不正常	正常
短语长短	短(1~2 字)		正常(3~4 字以上)
用力程度	明显费力	中度费力	不费力
强迫语言	无		有
用词	实质词	少量实质词	缺实质词
文法	无	少量文法	有
错语	无	偶有	有

9~13,非流利;14~20,中间型;21~27,流利。

	回答	特征	备注
(1)您好些吗?			
(2)您以前来过这吗?			
(3)您叫什么名字?			
(4)您多大岁数了?			
(5)您家住在什么地方?			
(6)您做什么工作(或退休前做什么工作)?			
(7)您简单说说您的病是怎么得起来的? 或您怎么不好?			
(8)让病人看图片,叙述。			

流畅度____/27 分

信息量____/6 分

2. 系列语言(录音)

指导语:"请您从 1 数到 21。"

	实数数	备注
从 1 数到 21		
总分　　/21 分		

(二)理解

1. 是/否问题(共 60 分)

指导语:现在我向您提一些问题,请用"是"或"不是"(对或不对)回答。如口语表达有困难,可告诉老人用"举手"或"摆手"分别表示"是"或"不是"如需要,提问可重复一次,但需全句重复。在老人回答时,不要以任何表示让老人觉出其回答对或不对。如老人明确表示错了而改正,以后面的回答为准。提问后 5 秒未回答 0 分(回答错为 0 分且记 x),5 秒后回答正确给原分的一半。1~14 每正确回答 2 分,15~22 每正确回答 4 分。检查中如必要可重复说明要求。

I 问题、答案、表达方式与评分		表达方式				评分	言语特征
问题	正确答案	言语	手	头	闭眼		
(1) 你的名字是张小红吗?	否					2	
(2) 你的名字是李华明吗?	否					2	
(3) 你的名字是(真名)吗?	是					2	
(4) 你家住在前门/鼓楼吗?	否					2	
(5) 你家住在(正确地名)吗?	是					2	
(6) 你住在通州区/延庆吗?	否					2	
(7) 你是大夫吗?	否					2	
(8) 我是大夫吗?	是					2	
(9) 我是男的/女的吗?	否					2	
(10) 这个房间的灯亮着吗?	是					2	
(11) 这个房间的门是关着的吗?	否					2	
(12) 这儿是旅馆吗?	否					2	
(13) 这儿是医院吗?	是					2	
(14) 你穿的衣服是红/蓝色的吗?	否					2	
(15) 纸在火中燃烧吗?	是					4	
(16) 每年中秋节在端午节前先过吗?	否					4	
(17) 您吃香蕉时先剥皮吗?	是					4	
(18) 在本地七月下雪吗?	否					4	
(19) 马比狗大吗?	是					4	
(20) 农民用斧头割草吗?	否					4	
(21) 一斤面比二斤面重吗?	否				.	4	
(22) 冰在水里会沉吗?	否					4	
总分						/60	

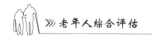

2. 听辨认(共 90 分,45 项,每项 2 分)

听到名称后,让老人从一组、画或身体部位中选出正确的。

指导为:将实物和图片不规则地放在老人面前,注意放在视野内。对老人说:"这儿有些东西(或图),请您指一下哪个是"。5 秒内无反应记"0",指错则在"0"分下记"×",均为 0 分。如老人指两项以上亦为 0 分,记"×"。除非老人明确表示改正,以后面的一次为准。身体左右指令必须左、右和部位均对才记分,否则记"0"分,并在错的字上划"×"。

实物	<5″ 2分	>5″ 1分	0分	图形	<5″ 2分	>5″ 1分	0分	图画	<5″ 2分	>5″ 1分	0分
梳子				圆				钥匙			
铅笔				方				火柴			
钥匙				三角				梳子			
火柴				螺旋				铅笔			
花				五星				花			

动作	<5″ 2分	>5″ 1分	0分	颜色	<5″ 2分	>5″ 1分	0分	家具	<5″ 2分	>5″ 1分	0分
吸烟				红				窗户			
喝水				黄				椅子			
跑步				蓝				电灯			
睡觉				绿				桌子			
摔倒				黑				床			

身体	<5″ 2分	>5″ 1分	0分	身体	<5″ 2分	>5″ 1分	0分	身体	<5″ 2分	>5″ 1分	0分
耳朵				中指				右耳			
鼻子				胳膊肘				左眼			
肩膀				眉毛				左拇指			
眼睛				小指				右手腕			
手腕				拇指				右中指			

听辨认总分:____/90 分。

3. 口头指令(共 80 分)

从简单到有多步骤的和有语法的指令,让老人听到后执行。

指导和指令:请您照着我说的做。必要时可重复全句一次。第 4 题结束后,老人面前按序放钥匙、铅笔、纸、梳子,告诉老人"看清这些东西吗? 请您照着我说的做"。给指令前可以示范:"如我说用钥匙指铅笔就这样做"。做给老人看,注意每项做完,按原序放好。

Ⅱ 指令和评分	总分	评分	备注
(1) 把手举起来	2		
(2) 闭上眼睛	2		
(3) 指一下房顶	2		
<u>2</u>　<u>2</u>　<u>2</u> (4) 指一下门,然后再指窗户	6		
<u>2</u>　<u>2</u>　<u>2</u> (5) 摸一下铅笔,然后再摸一下钥匙。	6		
<u>4</u>　<u>2</u>　<u>4</u> (6) 把纸翻过来,再把梳子 放在纸上边。	10		
<u>5</u>　<u>5</u> (7) 用钥匙指梳子,然后放回原处。	10		
<u>5</u>　<u>7</u> (8) 用梳子指铅笔,然后交叉放在一起。	12		
<u>2</u>　<u>4</u>　<u>2</u>　<u>4</u> (9) 用铅笔 指纸一角,然后 放在另一角处。	12		
<u>2</u>　<u>10</u>　<u>6</u> (10) 把钥匙 放在铅笔和梳子中间,再用纸盖上。	18		
总分		/80 分	

(三) 复述(共 100 分)

包括常用词和不常用词、具体词和抽象词、短句、长句、超常复合和无意义词组。注意患者复述时有无错语,复述结果时缩短还是延长,有困难时要分辨是听理解还是表达障碍引起。

指导:"请您跟我学,我说什么您也说什么。"如老人未听清,可以全句(词)重复。如有构音障碍,与自发语言相似且可听出复述内容按正确记,每字一分,错语扣分。

1. 词复述(共 24 分)

题号	问题	满分	评分	言语特征	备注
(1)	门	1			
(2)	床	1			
(3)	尺	1			
(4)	哥	1			
(5)	窗户	2			
(6)	汽车	2			

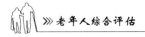
（续表）

题号	问题	满分	评分	言语特征	备注
（7）	八十	2			
（8）	新鲜	2			
（9）	天安门	3			
（10）	四十七	3			
（11）	拖拉机	3			
（12）	活蛤蟆	3			
总分					

2. 句复述（共76分）

题号	问题	满分	评分	言语特征
（1）	听说过	3		
（2）	别告诉他	4		
（3）	掉到水里啦	5		
（4）	吃完饭就去遛弯	7		
（5）	办公室电话铃响着吧	9		
（6）	他出去以后还没有回来	10		
（7）	吃葡萄不吐葡萄皮	8		
（8）	所机全微他合（每秒2字）	12		
（9）	当他回到家的时候，发现屋子里坐满了朋友	18		
总分				

复述总分＿＿＿/100分

（四）命名

1. 词命名（共40分，20项）

按次序出示实物，问老人"这是什么？"（或图片"这个人在干什么？"），正确回答：2分，触摸后才正确回答"1分"。触摸后5秒内仍不能说出正确答案，说包括正确名称的三个词，让老人选，选对记"1/2分"。如仍说不出，提示第一个音后才正确回答"1/2"。回答错记"×"，记0分。无回应记"0"分。

实物	反应 2	触摸 1	提示 0.5	实物	反应 2	触摸 1	提示 0.5	身体	反应 2	触摸 1	提示 0.5	图片	反应 2	触摸 1	提示 0.5
铅笔				皮尺				头发				跑步			
纽扣				别针				耳朵				睡觉			
牙刷				橡皮				手腕				吸烟			
火柴				表带				拇指				摔跤			
钥匙				发卡				中指				喝水			
词命名总分		/40 分													

2. 列名

指导语:"您试着说出蔬菜的名称,能说多少说多少,比如白菜是蔬菜,还有什么菜呢?"

记录前半分钟和后半分钟说出的蔬菜名____,____,重复举例的词不算。

3. 颜色命名(每小题 2 分,共 12 分)

请告诉我,这是什么颜色? 红__　黄__　黑__　蓝__　白__　绿__　评分___

问题	答案	评分	言语特征
1. 晴朗的天空是____颜色的?	蓝		
2. 春天的草是____颜色的?	绿		
3. 煤是____颜色的?	黑		
4. 稻谷熟了是____颜色的?	黄		
5. 牛奶是____颜色的?	白		
6. 少先队员的领巾是____颜色的?	红		
总分			

颜色命名总分____/12 分

4. 反应命名(每小题 2 分,共 10 分)

问题	答案	评分	言语特征
1. 您切菜用什么?	刀		
2. 看什么可以知道几点了?	钟、表		
3. 用什么点烟?	火柴、打火机		
4. 天黑了什么可以使房间亮?	电灯、蜡烛		
5. 到哪儿能买到药?	医院、药店		
总分	/10 分		

（五）阅读

1. 视—读（每项 1 分，共 10 分）

指导语："请您念一下这些字。"

内容	评分	言语特征	内容	评分	言语特征
明			妹		
肚			鸭		
动			村		
和			砂		
睛			转		
总分	/10 分				

2. 听字—辨认（每字 1 分，共 10 分）

指导语："请您在以下每行字中，指出我念到的字"。每行只限一个，指对的划"√"，指出两个以上无分，除非老人明确表示更正。

目标词		备选词					得分	备注
（第）47		17	74	14	47	407		
（水）田		由	甲	申	电	田		
（喝）水		永	水	本	木	术		
成（功）		戊	成	戌	咸	威		
唱（歌）		倡	昌	唱	畅	常		
（棉）被		背	被	披	杯	倍		
（铅）笔		币	必	笔	比	毕		
（电）灯		登	灯	邓	瞪	等		
（您）好		佳	良	棒	冠	好		
坏（人）		次	差	坏	下	未		
总分	/10 分							

3. 字—画匹配（朗读、配画各 1 分，共 20 项，共 40 分）

指导语："请您念一下每个词，再指出画上是哪一个。"如果读不出，也可以指出。每正确反应给一分。朗读、配画分别记分。

图画	朗读	配画	图形	朗读	配画	动作	朗读	配画	颜色	朗读	配画
钥匙			圆形			喝水			黑		
铅笔			方块			跑步			红		
火柴			三角			睡觉			黄		
梳子			螺旋			吸烟			绿		
菊花			五星			摔倒			蓝		
总分			朗读		/20分		配画		/20分		

4. 读指令,并执行(共30分)

指导语:"请您读这些句子,然后照着做。"如果读不出或朗读错误,仍要求按照句子的意思做。

内容	朗读		执行		言语特征
(1) 闭眼	1		1		
(2) 摸右耳	1		1		
1　　　2 (3) 指门,再指窗户	3		3		
2　　　2 (4) 先摸铅笔,后摸钥匙	4		4		
3　　　3 (5) 用梳子指铅笔,然后交叉放在一起	6		6		
总分		/15分		/15分	

5. **读句选答案填空(共30分)**

请您从每行四个词中选一个正确的词填空。在老人指出的词上划"√",回答正确得分,错误则"0"分。

句子	答案	评分	备注
(1) 苹果是……的	原的、圆的、圆圈、方的	2	
(2) 解放军带……	呛、枪、强、仓	2	
(3) 老王修理汽车和卡车,他是……	清洁工、司机、机器、修理工	6	
(4) 孙悟空本领高强,会七十二变,若不是……,唐僧怎管得住他	想取经、紧箍咒、如来佛、猪八戒	10	
(5) 中国地大物博,人口众多,但是人均可耕地少,因此,应该珍惜……	经济、水源、承包、土地	10	
总分		/30分	

（六）书写

1. 写姓名、地址（共10分）

指导语:"请您写下您的名字和住址。"

	评分	特征
姓名3		
住址7		
总分	/10分	

2. 抄写（每字1分,共10分）

指导语:"请您照着这句话抄下来。"

　　北京是世界文明的都市　　　　____/10分

3. 系列书写1～24（最高20分）

指导语:"请您从1写到24。"检查者写1,2,3示范,连续正确每字1分,漏、颠倒均无分。

　　　　　　　　　　____/20分

4. 听写（共34分）

① 偏旁（每小项各1分,共5分）

立人	言	提手	走之	土	总分

② 数字（共7分）

各1分			各2分		总分
7	15	42	193	1 860	

③ 字（每字1分,共5分）

火柴	铅笔	嘴的口	方块	黄颜色	总分

④ 词（每字1分,共10分）

梳子	钥匙	睡觉	跑步	五星	总分

⑤ 短句（每字1分,共7分）

春风吹绿了树叶	评分:	分

听写总分：＿＿/34分

指导语："这个图上是什么，请写下来。"写到红、黄时提示是什么色，如因对图误解，但按误解的意思能写出正确字，仍给分。

5. 看图写字（每图2分，共20分）　＿＿/20分

6. 写病情（最高5分）＿＿/5分

"请您用书信的方式写出目前的身体状况"。记分要求笔画和句法正确。

评分：0分：无反应；1分：近似的单个字、构字障碍，不能表达信息；2分：有正确关键词；3分：有短语，可表达信息；4分：偶有构字障碍或语法不当，但有能表达信息的完整句；5分正常。

（七）结构与空间（共19分）

1. 照图画（共10分）

让老人照画二维、三维的图形，观察是否能完成。

图一(1分)	图二(2分)	图三(3分)	图四(4分)	总分
				/10分

2. 摆方块（共9分）

方块一(1.5分)	方块二(3分)	方块三(4.5分)	总分
			/9分

结构与空间总分：＿＿/19分

（八）运用（最高30分）

请老人按指示做一些动作，观察完成情况。

指导语：现在请您根据我的指令做动作，如"招手叫人"应这么做（示范），然后请老人做下述动作。

1. 面部（共8分）

	执行(2分)	模仿(1分)	用实物(0.5分)	未完成(0分)	备注
咳嗽					
吹灭火柴					
鼓腮					
用吸管吸水					
总分					

2. 上肢(共8分)

	执行(2分)	模仿(1分)	用实物(0.5分)	未完成(0分)	备注
挥手再见					
致礼					
刷牙					
梳头					
总分					

3. 复杂(共14分)

	得分	备注
假装划火柴(3分),点烟(3分)		
假装把信纸叠起来(3分),放进信封(3分),封好(2分)		
总分		

运用总分:____/30分

(九) 计算(每题2分,共24分)

请老人进行简单的运算。

指导:"请在下面的括号中选出对应算式的正确得数"。如果老人看不清或看错,可以念算式给他听。如未指对,说对也记分。只能指1次,除非老人明确表示改正,按后一次记分。

加法			减法			备注
5+4=? (9、20、1、8)	6 + 7 =? (13,52,14)	9 + 3 =? (17,12,21)	6—2=? (4、12,3)	8 — 3 =? (11,24,16)	11 — 7 =? (4,8,17)	
乘法			除法			
4×2=? (2、8,1)	6 × 7 =? (21,2,42)	8 × 3 =? (11,24,40)	9÷3=? (3、6,27)	64 ÷ 8 =? (56,8,32)	35 ÷ 7 =? (28,12,21)	
总分	/24分					

总评:全部测验完毕后,分别以言语正常对照组的均值作为100%,计算出老人信息量、流畅度、复述等23项的得分相当于言语正常组的百分率,填入表3-1中。

表 3-1　ABC 法评估结果总结表

口语表达				命名			听理解			阅读		字画匹配		读指令执行			书写						
信息量	流利性	系列语言	复述	词命名	反应命名	颜色命名	是/否题	听辨认	口头指令	视读	听字辨认	朗读	理解	朗读	理解	填空	姓名地址	抄写	听写	系列书写	看图书写	自发书写	%100 90 80 70 60 50 40 30 20 10

项目二　构音障碍评估

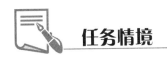

任务情境

不愿开口说话

　　杨爷爷,67 岁,年轻时喜爱唱歌,是当地小有名气的"歌唱家",一年前因脑部疾病致使言语模糊不清,说话费力。现在的杨爷爷别提唱歌了,他都不愿意开口说话,护理员小王看到日渐消沉的杨大爷,心里很不是滋味。

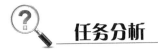

任务分析

　　根据杨爷爷的言语表现大体可知他很有可能患有构音障碍,杨爷爷的不愿开口说话只会使得他的病情越来越严重,为了有效对杨爷爷进行构音障碍的康复训练,需要进行构

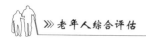

音障碍的评估。

 任务实施

实施步骤		具体内容
工作准备		1. 环境准备:评估室干净整洁、安静。
		2. 评估员准备:穿戴整齐,修剪指甲,七步洗手法洗净双手,核对老人信息,向老人讲述本次评估的目的、所需时间、保护老人安全等。
		3. 老年人准备:老人意识清楚,配合评估。
		4. 物品准备:构音障碍评估量表、秒表、压舌板、卡片若干(字、句)。
任务分配	任务一:认识构音障碍	1. 认识构音障碍定义; 2. 明确构音障碍的表现; 3. 熟知构音障碍的分类。
	任务二:构音障碍的评估	1. 中国康复研究中心构音障碍检查法; 2. 河北省人民医院构音障碍评估法。
整理记录		1. 整理物品:整理评估室所用物品,协助老人回房间休息。 2. 洗手、记录:洗净双手,记录老人构音障碍状况。
注意事项		1. 发音评估时让老人量力而行,如有不适即时停止; 2. 评估过程中要给予老人适当的鼓励和夸奖,当老人不能作答时,检查者可示范; 3. 避免老人疲劳,评估时间不宜太长。

任务一 认识构音障碍

步骤一:认识构音障碍的定义

构音是通过发音器官的活动形成声音的过程,也就是我们平常说的发音。

构音障碍(dysarthria)构音障碍是指由于发音构音器官结构异常、神经肌肉的器质性病变或功能性因素而造成的发声、发音、构音、共鸣、韵律等言语运动控制障碍。

步骤二:明确构音障碍的表现

主要表现为说话含糊不清,不流利,发音不准,咬字不清,音量、音调、速度、节律、韵律异常,鼻音过重等。

强调呼吸运动、共鸣、发音和韵律方面的变化。运动障碍是其病理基础,因此又称为运动性构音障碍。

步骤三:分类

运动性构音障碍的分类:

(一)迟缓型构音障碍(周围性构音障碍)

1. 损伤部位与病因见于下运动神经元损伤或真性延髓性麻痹,如进行性肌营养不良、肌肉本身障碍、延髓麻痹、脑神经麻痹、颅神经麻痹及球神经麻痹等。

2. 言语特征为可闻及气体自鼻孔逸出声和吸气声,鼻腔漏气致呼气发音时出现语句短而急促、不适宜的停顿、低音调、音量减弱及字音不清等。

3. 伴随症状主要有肌肉运动障碍、肌力低下、肌张力及腱反射降低和肌萎缩等。

(二)痉挛型构音障碍(中枢性运动障碍)

1. 常见部位有假性延髓性麻痹,双侧上运动神经元损伤,如脑血管病、脑瘫、脑外伤、脑肿瘤。

2. 言语特征为说话缓慢费力,并伴有说话短和面部表情改变,发音不准,鼻音较重,缺乏音量控制。

3. 伴随症状主要出现异常模式的自主运动,肌张力增加。反射亢进或活跃,肌萎缩不明显和病理征阳性等。

(三)运动失调型构音障碍(小脑系统障碍)

1. 常见部位于小脑或脑干内传导束病变,如肿瘤、多发性硬化、酒精中毒,外伤所致等。

2. 言语特征为发音不清、含糊、不规则,重音过度,语音、语调异常,暴发性言语,声调高低不一,间隔停顿不当。

任务二 构音障碍的评估

步骤一:使用中国康复研究中心构音障碍检查法

中国康复研究中心参照日本构音障碍检查法按照汉语普通话发音特点编制,于1992年开始用于临床,是目前国内较广泛应用的评估方法。其特点是能够对各类型构音障碍进行诊断并且对康复治疗有明确地指导作用。此评估方法分为两个部分:构音器官检查和构音检查。

1. 构音器官检查

(1)检查的目的:观察构音器官的形态及粗大运动,是否存在器质异常和运动障碍。

(2)范围:包括肺(呼吸情况)、喉、面部、口部肌肉、硬腭、腭咽、下颌等。

(3)方法:安静状态下观察构音器官、通过指示和模仿,使其做粗大运动。

(4)评价:

部位:构音器官哪个部位存在运动障碍。

形态:确认各器官的形态是否异常。

程度:判定异常程度。

性质:判断是中枢性、周围性或失调性异常。

运动速度:确认速度低下或节律变化。

运动范围:确认运动范围是否受限。

运动的力:确认肌力是否低下。

运动的精确性:可通过协调运动和连续运动判断。

2. 构音检查

① 会话:通过询问老人的姓名、年龄、职业等观察是否可以说、音量、音调变化是否清晰、气息音、鼻音化等。

② 单词检查:此项由50个单词组成,根据单词的意思制成50张图片,通过让老人看图说词,检查者用国际音标记录老人的发音。

③ 音节复述检查:选用常用和比较常用音节,让老人复述,观察发音特点的同时注意异常构音运动。

④ 文章检查:让老人朗读一段文字,观察老人的音量、韵律、呼吸运用。

⑤ 构音类似运动检查:依据普通话的特点,选用代表性的15个音的构音类似运动。

⑥ 结果分析:将前面单词、音节、文章、构音类似运动检查发现的异常分别记录此表加以分析,确定类型共8栏目:错音、错音条件、错误方式、发声方法、错法、被刺激性、构音类似运动、错误类型。

⑦ 总结:把老人的构音障碍特点归纳分析,结合构音运动和训练计划加以总结。

步骤二:河北省人民医院构音障碍评估法

我国河北省人民医院康复中心张清丽、汪洁等根据汉语特点,对Frenchay评估法进行了修改。该评估法除"速度"项外分8类28项,每项按损伤严重程度分为a至e5级,a为正常,e为严重损伤。Frenchay构音障碍评估方法如下:

1. 反射

询问老人、亲属或其他有关人员,以观察和评价咳嗽反射、吞咽动作是否有困难和困难的程度;观察老人有无不能控制的流涎。

(1) 咳嗽:提出问题:① "当您吃饭或喝水时,会咳嗽或被呛住吗?";② "你清嗓子有困难吗?"。

分级:① 没有困难;② 偶有困难:呛住或有时食物进入气管,说明老人必须小心些;③ 老人必须特别小心,每日呛1～2次。清痰可能有困难;④ 老人在吃饭或喝水时频繁呛住,或有吸入食物的危险,偶尔不是在吃饭时呛住,例如在咽唾液时;⑤ 没有咳嗽反射,老人用鼻饲管进食或在吃饭、喝水、咽唾液时连续咳呛。

(2) 吞咽:如有可能,观察老人喝140 mL的温水和吃两块饼干,要求尽可能很快完成。另外,询问老人吞咽时是否有困难,并询问有关进食的速度及饮食情况。

评分:记住喝这一定量水的正常时间是4～15秒,平均8秒。超过15秒为异常缓慢。

分级:① 没有异常;② 老人述说有一些困难,吃饭或喝水缓慢。喝水时停顿比通常次数多;③ 进食明显缓慢,主动避免一些食物或流质饮食;④ 老人仅能吞咽一些特殊的饮食,例如单一的或绞碎的食物;⑤ 老人不能吞咽,须用鼻饲管。

(3) 流涎:询问老人在这方面是否有异常,在会话期间留心观察。

分级:① 没有流涎;② 嘴角偶有潮湿,老人可能叙述在夜间枕头是湿的(应注意这应是以前没有的现象,因一些正常人在夜间也可有轻微的流涎),当喝水时轻微流涎;③ 当倾身向前或精力不集中时流涎,略微能控制;④ 在静止状态时流涎非常明显,但是不连续;⑤ 连续不断地过多流涎,不能控制。

2. 呼吸

(1) 静止状态:在老人静坐和没有说话的情况下,进行观察和评价。当评价有困难时,可让老人做下列动作:用嘴深吸气且听到指令时尽可能地缓慢呼出,然后记下所需的秒数。注意:正常平稳地呼出平均需用5秒钟。

分级:① 没有困难;② 吸气或呼气不平稳或缓慢;③ 有明显的吸气或呼气中断,或深吸气时有困难;④ 吸气或呼气的速度不能控制,可能显出呼吸短促,比③更加严重;⑤ 老人不能完成上述动作,不能控制。

(2) 言语:同老人谈话并观察呼吸,问老人在说话时或其他场合下是否有气短。下面的要求可常用来辅助评价:让老人尽可能快地一口气数到20(10秒内),检查者不应注意受检者的发音,应只注意完成这一要求所需呼吸的次数。记住,正常情况下这一要求是一口气能完成的。

分级:① 没有异常;② 由于呼吸控制较差,流畅性极偶然地被破坏,老人可能声明他感到必须停下来做一下深呼吸,即需要一个外加的呼吸来完成这一要求;③ 老人必须说得快,因为呼吸控制较差,声音可能消失,老人可能需要4次呼吸才能完成此要求;④ 老人用吸气或呼气说话,或呼吸非常表浅,只能运用几个词,不协调,且有明显的可变性。老人可能需要7次呼吸才能完成此要求;⑤ 由于整个呼吸缺乏控制,言语受到严重阻碍,可能1次呼吸只能说1个词。

3. 唇

(1) 静止状态:当老人没有说话时,观察唇的位置。

分级:① 没有异常;② 唇轻微下垂或不对称。只有熟练的检查者才能观察到;③ 唇下垂,但是老人偶尔试图复位,位置可变;④ 唇不对称或变形,显而易见;⑤ 严重不对称或两侧严重病变。位置几乎不变化。

(2) 唇角外展:要求:请老人做一个夸张的笑。示范并鼓励老人唇角尽量抬高。观察双唇抬高和收缩运动。

分级:① 没有异常;② 轻微不对称。熟练的检查者能观察到;③ 严重变形的笑,显出只有一侧唇角抬高;④ 老人试图做这一动作,但是外展和抬高两项均在最小范围;⑤ 老人不能在任何一侧抬高唇角,没有唇的外展。

(3) 闭唇鼓腮:让老人进行下面的一项或两项动作以帮助建立闭唇鼓腮:① 让老人吹气鼓起两颊,并坚持15秒,示范并记下所用的秒数。注意是否有气从唇边漏出。若有**鼻漏气**则不记分。如果有鼻漏气,评估者应该用拇、食指捏住老人的鼻子。② 让老人清脆地发出"P"音10次。示范并鼓励老人强调这一爆破音,记下所用的秒数并观察"P"爆破音的闭唇连贯性。

分级:① 唇闭合极好,能保持唇闭合15秒或用连贯的唇闭合来重复"P""P";② 偶尔漏气,在爆破音的每次发音中唇闭合不一致;③ 老人能保持唇闭合7~10秒。在发音时观察有唇闭合,但是听起来声音微弱;④ 唇闭合很差,唇的一部分闭合丧失。老人试图闭合但不能坚持,听不到发音;⑤ 老人不能保持任何唇闭合,看不见也听不到老人发音。

(4)交替发音:要求:让老人重复发"u""i"10次,示范,在10秒内做10次。让老人夸张运动并使速度与运动相一致(每秒钟做1次)。记下所用秒数,可不必要求老人发出声音。

分级:① 老人能在10秒内有节奏地连接做这两个动作,显示有很好的唇收拢和外展;② 老人能在15秒内连接做这两个动作,在唇收拢、外展时可能出现有节奏的颤抖或改变;③ 老人试图做两个动作,但是很费力,一个动作可能在正常范围内,但是另一个动作严重变形;④ 可辨别出唇形有所不同,或一个唇形的形成需3次努力;⑤ 老人不能做任何动作。

(5)言语时:观察会话时唇的运动,重点注意在发音时唇的形状。

分级:① 唇运动在正常范围内;② 唇运动有些减弱或过度,偶尔有漏音;③ 唇运动较差,声音微弱或出现不应有的爆破音,嘴唇形状有许多处不符合要求;④ 老人有一些唇运动,但是听不到发音;⑤ 没有观察到两唇的运动,甚至试图说话时也没有。

4. 颌

(1)静止状态:当老人没有说话时观察其颌的位置。

分级:① 颌自然地在正常位置;② 颌偶尔下垂,或偶尔过度闭合;③ 颌松弛下垂,口张开,但是偶然试图闭合或频繁试图使颌复位;④ 大部分时间颌均松弛地下垂,且有缓慢不随意的运动;⑤ 颌下垂张开很大或非常紧地闭住。下垂非常严重,不能复位。

(2)言语时:当老人说话时观察颌的位置。

分级:① 无异常;② 疲劳时有最小限度的偏离;③ 颌没有固定位置或颌明显的痉挛,但是老人在有意识地控制;④ 明显存在一些有意识的控制,但是仍有严重的异常;⑤ 试图说话时颌没有明显的运动。

5. 软腭

(1)进流质饮食:观察并询问老人吃饭或喝水时是否进入鼻腔。

分级:① 没有进入鼻腔;② 偶有进入鼻腔,老人回答有一两次,咳嗽时偶然出现;③ 有一定的困难,1星期内发生几次;④ 每次进餐时至少有1次;⑤ 老人进食流质或食物时,接连发生困难。

(2)抬高:让老人发"啊—啊—啊"5次,保持在每个"啊"之间有一个充分的停顿,为的是使腭有时间下降,给老人做示范并观察老人的软腭运动。

分级:① 软腭能充分保持对称性运动;② 轻微的不对称但是能运动;③ 在所有的发音中腭均不能抬高,或严重不对称;④ 软腭仅有一些最小限度的运动;⑤ 软腭没有扩张或抬高。

（3）言语时：在会话中注意鼻音和鼻漏音。可以用下面的要求来帮助评价，如让老人说"妹（mei）、配（pei）""内（nei）、贝（bei）"，检查者注意倾听音质的变化。

分级：① 共鸣正常，没有鼻漏音；② 轻微鼻音过重和不平衡的鼻共鸣，或偶然有轻微的鼻漏音；③ 中度鼻音过重或缺乏鼻共鸣，有一些鼻漏音；④ 重度鼻音过重或缺乏鼻共鸣，有明显的鼻漏音；⑤ 严重的鼻音或鼻漏音。

6. 喉

（1）发音时间：让老人尽可能长地说"啊"，示范，并记下所用的秒数。注意每次发音的清晰度。

分级：① 老人发"啊"能持续 15 秒；② 老人发"啊"能持续 10 秒；③ 老人发"啊"能持续5～10秒，但断续、沙哑或发音中断；④ 老人发"啊"能持续 3～5 秒，或虽能发"啊"5～10秒，但有明显的沙哑；⑤ 老人发"啊"的持续时间短于 3 秒。

（2）音调：让老人唱音阶（至少 6 个音符）。示范，并在老人唱时做评价。

分级：① 无异常；② 好，但有一些困难，嘶哑或吃力；③ 老人能表达 4 个清楚的音高变化，上升不均匀；④ 音调变化极小，显出高、低音间有差异；⑤ 音调无变化。

（3）音量：让老人从 1 数到 5，每数一数增大一次音量。开始用一个低音，结束用一个高音。

分级：① 老人能用有控制的方式来改变音量；② 中度困难，数数时偶尔声音相似；③ 音量有变化，但是明显地不均匀；④ 音量只有轻微的变化，很难控制；⑤ 音量无变化，或全部过大或过小。

（4）言语：注意老人在会话中是否发音清晰，音量和音调是否适宜。

分级：① 无异常；② 轻微的沙哑，或偶尔不恰当地运用音量或音调，只有留心才能注意到这一轻微的改变；③ 由于段落长音质发生变化。频繁地高速发音，或音调有异常；④ 发音连续出现变化，在持续清晰地发音和（或）运用适宜的音量和音调方面都有困难；⑤ 声音严重异常，可以显出下述 2～3 个特征：连续的沙哑，连续不恰当地运用音调和音量。

7. 舌

（1）静止状态：让老人张开嘴，在静止状态观察舌 1 分钟。记住，舌可能在张嘴之后马上不能完全静止，因此，这段时间应不计在内。如果老人张嘴有困难，就用压舌板协助。

分级：① 无异常；② 偶尔有不随意运动，或轻度偏歪；③ 舌明显偏向一边，或不随意运动明显；④ 舌的一侧明显皱缩，或成束状；⑤ 舌严重异常，即舌体小、皱缩或过度肥大。

（2）伸舌：让老人完全伸出舌并收回 5 次。以 4 秒内做 5 次的速度示范。记下所用的秒数。

分级：① 在正常时间内完成且活动平稳；② 活动慢（4～6 秒），其余正常；③ 活动不规则或伴随面部怪相；或伴有明显的震颤；或在 6～8 秒内完成；④ 只能把舌伸出唇外，或运动不超过两次，时间超过 8 秒；⑤ 老人不能将舌伸出。

（3）上下运动：让老人把舌伸出指向鼻，然后向下指向下颌，连续做 5 次。做时鼓励保持张嘴，以 6 秒内运动 5 次的速度示范，记下所用时间。

分级:① 无异常;② 活动好,但慢(8 秒);③ 两个方向都能运动,但吃力或不完全;④ 只能向一个方向运动,或运动迟钝;⑤ 不能完成这一要求,舌不能抬高或下降。

(4) 两侧运动:让老人伸舌,从一边到另一边运动 5 次,示范在 4 秒内完成,记下所用的秒数。

分级:① 无异常;② 运动好但慢,5～6 秒完成;③ 能向两侧运动,但吃力或不完全。可在 6～8 秒内完成;④ 只能向一侧运动,或不能保持,或 8～10 秒完成;⑤ 老人不能做任何运动,或超过 10 秒才能完成

(5) 交替发音:让老人以尽可能快的速度说"喀(ka)拉(la)"10 次,记下秒数。

分级:① 无困难;② 有一些困难,轻微的不协调,稍慢,完成需要 5～7 秒;③ 发音时一个较好,另一个较差,需 10 秒才能完成;④ 舌仅在位置上有变化,只能识别出不同的声响,听不到清晰的词;⑤ 舌无位置的改变。

(6) 言语时:记下舌在会话中的运动。

分级:① 无异常;② 舌运动稍微不准确,偶有发错的音;③ 在会话过程中需经常纠正发音,运动缓慢,言语吃力,个别辅音省略;④ 运动严重变形,发音固定在一个位置上,舌位严重偏离正常,元音变形,辅音频繁遗漏;⑤ 舌无明显的运动。

8. 言语

(1) 读字:下面的字以每字一张地写在卡片上。

民 热 爹 水 诺 名 休 贴 嘴 若 盆 神 都 围 女 棚 人
偷 肥 吕 法 字 骄 学 船 瓦 次 悄 绝 床 牛 钟 呼 晕
润 刘 冲 哭 军 伦 该 脖 南 桑 搬 开 模 兰 脏 攀

方法:打乱卡片并将有字的一面朝下放置,随意挑选 12 张给老人,逐张揭开卡片,让老人读字,记下能听明白的字。12 个卡片中的前两个为练习卡,其余 10 个为测验卡。当老人读完所有的卡片时,将这些卡片对照所记下的字。把正确的字数加起,记下数量,用下列分级法评分。

分级:① 10 个字均正确,言语容易理解;② 10 个字均正确,但是治疗师必须特别仔细听并加以猜测才能理解;③ 7～9 个字正确;④ 5 个字正确;⑤ 2 个或更少的字正确。

(2) 读句子:下列句子清楚地写在卡片上。

这是风车	这是篷车	这是大哥	这是大车
这是木盆	这是木棚	这是人民	这是人名
这是一半	这是一磅	这是木船	这是木床
这是绣球	这是牛油	这是阔绰	这是过错
这是淡季	这是氮气	这是公司	这是工资
这是工人	这是功臣	这是山楂	这是山茶
这是资料	这是饲料	这是老牛	这是老刘
这是鸡肉	这是机构	这是旗子	这是席子
这是溪谷	这是西湖	这是文物	这是坟墓
这是生日	这是绳子	这是莲花	这是年画

这是零件	这是零钱	这是果子	这是果汁
这是诗词	这是誓词	这是伯伯	这是婆婆
这是街道	这是切刀		

方法与分级：应用这些卡片，按照前一部分中的方法和同样的分级法评分。

（3）会话：鼓励老人会话，大约持续 5 分钟，询问有关工作、业余爱好、亲属等。

分级：① 无异常；② 言语异常但可理解，老人偶尔会重复；③ 言语严重障碍，其中能明白一半，经常重复；④ 偶尔能听懂；⑤ 完全听不懂老人的言语。

（4）速度：从老人会话时录得的录音带中，判断老人的言语速度，计算每分钟字的数量，填在图表中适当的范围内，正常言语速度为每秒 2～4 个字，每分钟约 100～200 个字，每一级为每分钟 12 个字。

分级：① 每分钟 108 个字以上；② 每分钟 84～95 个字；③ 每分钟 60～71 个字；④ 每分钟 36～47 个字；⑤ 每分钟 23 个字以下。

将评估结果填在表中，由于 a 为正常，e 为最严重，故可迅速看出异常的任务所在。

项目三　吞咽功能评估

任务情境

无法控制的呛咳

赵奶奶，80 岁，吞咽困难 5 月余，前期一直留胃管鼻饲，半月前拔掉鼻饲，言语不清，有时进食及饮水会有呛咳。作为赵奶奶的护理员想要照护好她的饮食安全，急需做些什么呢？

任务分析

吞咽困难若不及时干预处理，可导致多种不良并发症。吞咽困难的后果表现在饮食困难、进食减少、严重可引起气道阻塞、窒息，还可导致吸入性肺炎、脱水、营养不良以及理解和认知障碍等并发症。上述赵奶奶虽然已经拔掉鼻饲，为了她的饮食安全，需要对赵奶奶进行吞咽功能的评估。

任务实施

实施步骤		具体内容
工作准备		1. 环境准备:评估室干净整洁、安静。
		2. 评估员准备:穿戴整齐,修剪指甲,七步洗手法洗净双手,核对老人信息,向老人讲述本次评估的目的。
		3. 老年人准备:老人意识清楚,配合评估。
		4. 物品准备:水杯(内置 30 mL 温开水)、秒表、毛巾等。
任务分配	任务一:认识吞咽困难	1. 认识吞咽障碍的定义; 2. 分析吞咽困难的原因; 3. 熟知吞咽困难的临床表现。
	任务二:吞咽困难的评估	1. 吞咽困难的评估工具及使用方法; 2. 吞咽困难的评估量表及使用方法。
整理记录		1. 整理物品:整理评估室所用物品,协助老人回房间休息; 2. 洗手、记录:洗净双手,记录老人吞咽功能状况。
注意事项		1. 让老人充分放松,取得老人的配合,老人不愿意不可强求; 2. 饮 30 mL 温开水时让老人量力而行,如有不适即时停止,确保老人安全,避免引起误吸。

任务一　认识吞咽困难

步骤一:认识吞咽障碍的定义

吞咽障碍由于下颌、双唇、舌、软腭、咽喉、食道括约肌或食道功能受损,由此产生的进食困难。

存在吞咽困难可由咽、食管或贲门的功能性或器质性梗阻引起,脑卒中是造成吞咽困难的首要原因。

步骤二:分析吞咽困难的原因

导致老年人群吞咽困难的原因包括常见疾病所致和年龄增长导致的生理性改变。

(一) 吞咽困难的病因

吞咽困难的病因非常多,而且较为复杂,可分为机械性吞咽困难和运动性吞咽困难。也有学者从病因分类,比如根据炎症,损伤,梗阻,恶性肿瘤等来分类。

1. 机械性吞咽困难

(1) 食管狭窄:① 良性狭窄:老年人患有口腔炎、食管炎、反流性食管病、腐蚀性食管炎、口腔损伤、扁桃体炎,良性肿瘤(平滑肌、脂肪、血管、息肉等)、缺血、手术后或放射治疗后等都可导致食管的良性狭窄;② 恶性狭窄:恶性肿瘤如癌、肉瘤、淋巴瘤、转移性肿瘤等疾病可导致食道的恶性狭窄。

(2) 外来压迫:颈骨关节病、咽后壁脓肿与包块、甲状腺极度肿大、纵隔占位病变等可从四周压迫食道导致机械性吞咽困难。

2. 运动性吞咽困难

(1) 吞咽始动困难:老年人若患有口腔病变、口腔麻木、涎液缺乏、舌肌瘫痪等可导致吞咽始动困难。

(2) 咽与食管横纹肌障碍:肌无力、运动神经元病变、神经肌接头病变、狂犬病、破伤风、马钱子中毒、锥体外系病变、舌咽性神经抑制失常可引起运动性吞咽困难。

(3) 食管平滑肌障碍:进行性系统性硬化症、强直性肌营养不良、代谢性神经肌病可导致运动性吞咽困难。

(二)增龄所致吞咽困难

随着年龄的增长,吞咽困难发生的风险越大,但单纯因为年龄增加导致的吞咽困难比例较少。年纪的增加会影响人体头颈部的灵活性、生理功能和精神功能,这些变化会引起老人出现吞咽困难的症状。同时随着年龄的增长,疾病的发生率会增加,吞咽困难是许多与年龄相关的疾病的并发症。

步骤三:明确吞咽困难的临床表现

(一)吞咽时的临床表现

老年人吞咽困难在吞咽时的临床表现主要有:

1. 饮水时常有呛咳,严重时少量饮水即有反应,吞咽时或吞咽后出现咳嗽。

2. 进食时常常胸口有食物堵塞感,感觉喉咙中有块状物,或食物黏着于食道内,有异物感。

3. 常有流涎、鼻反流。

(二)吞咽后的临床表现

老年人吞咽困难在吞咽后的临床表现主要有:

1. 进食后常有声音嘶哑、混浊、发声湿润低沉等表现。

2. 可在进食后突发咳嗽、呼吸困难、气喘,严重时出现颜面发绀等表现。

3. 进食后常有食物残留在舌面上或口腔缝隙中。

(三)其他表现

有些吞咽困难的老人可表现为食欲减退、营养不良(失用性萎缩)、体重下降(6 个月内可下跌 10%)、抵抗力下降、原因不明的发热或吸入性肺炎且反复发生。

任务二　吞咽困难的评估

步骤一：吞咽困难的评估工具及使用方法

老年人吞咽困难的评估包括一般医学评估、心理因素的评估、生理因素的评估、多临床实验室辅助检查及评估量表等。

（一）一般医学评估

一般医学评估的内容主要包括老人既往疾病史、目前健康状况、吞咽困难的部位及病程进展、伴随症状、老人的营养状况、口腔状况及其他存在疾病。

（二）吞咽困难的相关试验及检测

1. 饮水试验：老人取坐位，将听诊器放置于老人剑突与左肋弓之间，饮水一口，正常人在 8～10 秒后可听到喷射性杂音，若有食管梗阻或运动障碍，则听不到声音或延迟出现，梗阻严重者甚至可将水呕出。

2. 实验室检查

对吞咽老人进行的实验室检查主要包括

（1）血常规检查：对吞咽困难老人进行血常规检查可明确白细胞计数是否在正常范围，中性粒细胞比值是否升高，若升高排除其他部位存在的感染情况则提示口咽、食管炎症引起的吞咽困难。

（2）X 线检查：对吞咽困难老人进行食管 X 线钡餐造影检查可观察咽部及食道下端有无狭窄或其他病变。

（3）肌电图：对吞咽困难老人进行肌电图检查可辅助诊断神经肌肉接头病变与肌病引起的吞咽困难。

（4）食管 24 小时 pH 值监测：对吞咽困难老人进行食管 24 小时 pH 值监测对诊断酸性或碱性反流有重要帮助。

步骤二：吞咽困难的评估量表及使用方法

（一）反复唾液吞咽试验

老人取坐位、或半坐卧位。检查者把手指放在老人颌下方，嘱老人尽量快速反复吞咽。喉结和舌骨随着吞咽运动、越过手指、向前上方移动，然后再复位，通过手指确认这种上下运动，下降时即为吞咽的完成。口干老人可在舌面蘸少量水。观察 30 秒内老人反复吞咽的次数和喉上抬的幅度。检查时手指位置：食指—下颌骨下方；中指—舌骨；环指—甲状软骨/喉结；小指—环状软骨，见图：3-3-1。

观察 30 秒内老人反复吞咽的次数和喉上抬的幅度。

吞咽次数:老年人＞3 次即可

喉上抬幅度:中指能触及喉结(如图 3－3 所示)

上下移动 2 cm,＜2 cm 为异常

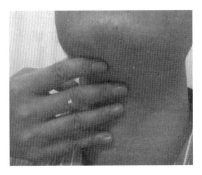

图 3－3　喉上抬幅度图示

(二)洼田饮水试验

注田饮水试验是日本学者洼田提出的,分级明确清楚,操作简单,利于选择有治疗适应证的老人,还可评价其吞咽功能治疗的效果,但是该试验要求老人意识清楚并能够按照指令完成试验,同时与老人主观感觉有关,试验结果与临床和实验室检查结果不一致的很多。在进行洼田饮水试验评估操作前应注意老人健康史的采集(如老人的神志情况、平时的饮水吞咽情况、进食方式等),判断其是否适合洼田饮水试验,根据老人吞咽情况有效沟通和下达试验指令。评估时,老人端坐,喝下 30 mL 温开水,观察所需时间和呛咳情况。洼田饮水试验评估量表如下:

分级:

Ⅰ级(优):能 1 次饮完,无呛咳、停顿

Ⅱ级(良):分 2 次以上饮完,但无呛咳、停顿

Ⅲ级(中):能 1 次饮完,但有呛咳

Ⅳ级(可):分 2 次以上饮完,但有呛咳

Ⅳ级(差:)频繁呛咳,全部饮完有困难

评估:

正常:Ⅰ级(5 秒之内)

可疑:Ⅰ级(5 秒以上)或Ⅱ级

异常:Ⅲ、Ⅳ、Ⅳ级

 案例分析

李爷爷,75 岁,神志清楚,因脑梗塞后遗症有左侧肢体运动障碍,同时出现进食及饮

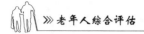
水时咳嗽,偶有液体从鼻孔流出,食物不能向咽部移动,食物及唾液常滞留于口腔,吐词不清。给予洼田饮水试验评估,协助老人端坐,老人分 4 次咽下 30 mL 温开水,但有呛咳。

实训项目

学生分角色扮演护理员和老人进行评估情景模拟练习。

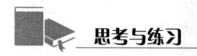

思考与练习

李爷爷的洼田饮水试验评估结果为几级?

模块四
老年人精神心理功能评估

模 块 导 读

　　老年人的精神心理功能体现老年人的健康状况,本模块的精神心理功能的评估主要是从老年人的认知功能、情绪情感(焦虑、抑郁)方面进行评估。其中认知功能是属于大脑皮质的高级活动,老年认知功能主要反映老年人对周围环境的认识和对自身所处状况的识别能力,对老年人晚年是否能独立生活以及生活质量起着重要的影响作用。达到一定年龄阶段的老人,均会不同程度伴有认知功能的障碍。

学习目标

知识目标:

(1)掌握认知功能的基本概念、临床表现、评估内容。

(2)掌握简易精神状态检查表(MMSE)、画钟试验(CDT)、蒙特利尔认知评估量表的使用。

(3)熟悉抑郁、焦虑的概念和相关评估量表的使用。

能力目标:

(1)具有能够根据老年人临床认知表现判断老年人认知功能状况的能力。

(2)具有合理运用各项认知、情绪情感功能检查量表技巧的能力。

素质(思政)目标:

(1)培养学生把每一位老年人视为独立的个体,要顺应情况,做出适宜的行动和表示,和老年人建立良好的关系。

(2)培养学生严谨的工作态度,善于观察老人的情绪情感变化。

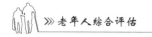
项目一　认知功能评估

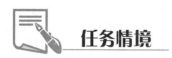

任务情境

脑海中的"橡皮擦"

"'忘不了'餐厅"是一档关于一群患有认知功能障碍老人的公益综艺节目,其中一位小敏爷爷 10 天前给他的老友王爷爷写了一封邀请信,他邀请王爷爷来他们的餐厅做客。一天,王爷爷带着老伴来到餐厅,经过其他人的特意安排,几经周折,小敏爷爷却还是认不出来他的老朋友,当不断提醒、暗示他一些信息后两位老人终相认。一个相识 50 多年的好朋友,他站在你面前,却如同陌生人,就像一块橡皮擦抹去了小敏爷爷的记忆。

任务分析

小敏爷爷脑海中的"橡皮擦"——记忆减退,是认知功能障碍老人的最重要的一个临床症状。在生活中,老人随着年龄的增长,记忆力也会有生理性的减退,当老人出现"老忘记东西、记忆力减退"这些症状时该如何区分是生理性减退还是病理性退化,这就需要我们为老人进行认知功能评估。

任务实施

实施步骤		具体内容
工作准备		1. 环境准备:评估室宽敞明亮、安静、温湿度适宜。
		2. 评估员准备:穿戴整齐,修剪指甲,七步洗手法洗净双手,核对老人信息,向老人讲述本次评估的目的、所需时间、保护老人安全等。
		3. 老年人准备:老人意识清楚,配合评估。
		4. 物品准备:认知评估量表、日常所需物品。
任务分配	任务一:认识认知功能	1. 了解认知功能基本概念; 2. 明确认知功能障碍的临床表现; 3. 介绍认知功能评估的目的。
	任务二:认知功能的评估工具及使用方法	1. 使用简易智能评估量表; 2. 使用画钟试验(CDT); 3. 使用简明认知评估量表(Mini Cog); 4. 蒙特利尔认知评估量表; 5. 分析认知功能评估结果。

（续表）

实施步骤	具体内容
整理记录	1. 整理物品：整理床铺，协助老人上床休息； 2. 洗手、记录：洗净双手，记录老人认知功能状态。
注意事项	1. 进行认知功能评估的前提是老人的意识清醒，充分取得老人的配合，不可强迫老人参与； 2. 评估中要充分尊重老人。

任务一　认识认知功能

步骤一：了解认知功能概述

认知包括感知、学习、注意、记忆、思考等过程。广义上认为认知可以包括与脑功能有关的任何过程。如果其中某一个认知域发生障碍，就称为该认知域的障碍；如果为多个认知域发生障碍，则称为认知功能障碍。

步骤二：明确认知功能障碍的临床表现

认知功能障碍主要分为轻度认知功能障碍与痴呆两种情况，其临床表现如下。

（一）轻度认知功能障碍的临床表现

轻度认知功能障碍（Mild Cognitive Impairment，MC1）是认知功能处于正常与痴呆间的一种过渡状态，MCI 在 65 岁以上老年人群中患病率 10%～20%，超过一半的 MCI 老人在 5 年内会进展为痴呆，只有少部分 MCI 老人认知功能可保持稳定，甚至恢复正常。MCI 的认知损害可以是记忆力损害，也可以执行功能、注意力、语言能力等的损害。根据是否存在记忆力下降可将 MCI 分为遗忘型和非遗忘型；根据损害区域可分为单区域型和多区域型。

（二）痴呆的临床表现

痴呆是认知功能障碍的严重阶段、与 MCI 的区别是已经明显影响到对个体的社会功能、日常生活造成明显影响，按病情进展分为轻度痴呆、中度痴呆、重度痴呆。

1. 轻度痴呆

多数轻度痴呆老人的主要症状是逐渐出现记忆力下降和认知功能减退。常见的主要表现为认知速度减慢、反应时间延长、短时记忆容量减少，如不能学习新东西，不能记忆新信息，才吃过饭不记得吃过些什么，刚看过的电视、读过的报纸不记得内容。多数老人还有情绪问题，可以表现为焦虑甚至抑郁，他们发现自己记忆力下降担心被人瞧不起，故意隐藏，造成误会，明知道是记错了，不承认。此阶段的特点是老人工作和社交能力下降，但是能独立生活和做出一定程度的合理判断。

2. 中度痴呆

老年人的记忆力进一步下降,其思维能力、语言能力和定向力方面的认知发生异常。此阶段可表现为吃过饭记不得,熟悉的地方迷路,部分老人出现幻觉或妄想。如看见不存在的人或物品,坚信家里人藏起他的存折或家人被陌生人替代了。多数老人的日常生活能力下降,伴有体重减轻,日常生活常需要有人协助。

3. 重度痴呆

此阶段老人生活完全依赖他人,说一句完整的话语都很困难甚至完全失语。生活完全不能自理,肢体僵硬,拖着脚走路甚至完全失去行走能力。大小便基本失禁。长期卧床可能导致压疮、肺部感染、皮肤感染、尿路感染等。

步骤三:介绍认知功能评估的目的

通过评估了解老人认知功能是否存在异常,以及异常的类型、程度、性质和范围,为制定康复计划,判定康复疗效提供重要依据;在康复过程中,能够及时认清由于认知功能障碍可能对肢体功能训练产生的不利影响,并将其降到最低程度;通过评估,可以对疾病早期的筛查、诊断、分期、预后起到一定的指导作用。

任务二　认知功能的评估工具及使用方法

近年来,很多国外学者创造和评价了用于门诊和一线医务工作人员筛查老年认知的各种量表,其中有代表性和应用较广的量表有简易智能评估量表(简易精神状态检查MMSE)、画钟试验(CDT)、简明认知评估量表(Mini Cog)、蒙特利尔认知评估量表等。

步骤一:使用简易智能评估量表

1. 简易精神状态检查表(MMSE)简易精神状态检查表 MMSE 诞生于 1975 年,是最古老的和应用最广泛的痴呆筛查工具之一,也是评价其他量表时最常用的参照。简易精神状态检查表见表 4-1。

表 4-1　简易智能/精神状态评价量表(MMSE)

日期					
时间					
文化程度:□文盲　　□小学程度　　□中学或以上程度					
评估任务(一):有以下任何一项的为高危对象					
既往史(近三年)	曾经发生走失				
医学诊断	认知功能障碍(智障、老年痴呆、精神分裂)				
意识状态	有精神行为异常				
视力状态	失明				

评估任务(二):简易精神状态评价量表(MMSE)						
定向力(10分)	1. 现在是(5分)	星期几?	1分			
		几号?	1分			
		几月?	1分			
		什么季节?	1分			
		哪一年?	1分			
	2. 我们现在在哪里(5分)	省市?	1分			
		区或县?	1分			
		街道或乡?	1分			
		什么地方?	1分			
		第几层楼?	1分			
即刻记忆力(3分)	3. 现在我要说三种东西,在我说完后,请您重复说一遍,请您记住这三样东西,因为几分钟后要再次询问您的。(3分)	皮球	1分			
		国旗	1分			
		树木	1分			
注意力和计算力(5分)	4. 请您算一算100-7=?用得数继续减7,连续计算5次。(若错了,但下一个答案正确,只记一次错误)(5分)	93	1分			
		86	1分			
		79	1分			
		72	1分			
		65	1分			
回忆能力(3分)	5. 请您说出我刚才告诉您请您记住的三样东西?(3分)	皮球	1分			
		国旗	1分			
		树木	1分			
语言能力(9分)	6. 命名能力(2分)	出示手表,请老人说出名称	1分			
		出示钢笔,请老人说出名称	1分			
	7. 复述能力(1分)	我现在说一句话,请跟我清楚的重复一遍(四十四只石狮子)	1分			
	8. 阅读能力(1分)	(闭上你的眼睛)请您念念这句话,并按上面意思去做!	1分			
	9. 三步命令(3分)我给您一张纸请您按我说的做,现在开始	请用右手拿着这张纸	1分			
		请用两只手将它对折起来	1分			
		放在您的左腿上	1分			
	10. 书写能力(1分)	要求受试者自己写一句完整的句子(句子必须有主语和动词,逻辑清楚,意思表达完整)	1分			

11. 结构能力 (1分)	(出示图案)请你照上面图案画下来！ 	1分				
	评估总分					

注：总分30分，分数值与受教育程度有关，文盲≤17分，小学程度≤20分，中学或以上程度≤24分，为有认知功能缺陷，以上为正常。13～23分为轻度痴呆，5～12分为中度痴呆，<5分为重度痴呆。

任务评估（一）符合任何一项的，认知功能缺陷的必须做以下家属告知及签名。

尊敬的老人/家属：
  您好！根据老人疾病特征/简易精神状态评价量表评估，老人有认知障碍表现，会造成老人日常生活、社会交往和工作能力的减退，严重者还可发生走失意外等风险。我们会努力帮助老人促进康复，防范并降低走失的风险，希望得到您的理解及配合。
	家属签名：
	
	时间：
	   年 月 日

护理措施					
1. 向老人/家属/陪护介绍病室环境及安全设施。					
2. 床旁悬挂警示标识。告知家属/陪护老人存在的潜在风险，走失的危害性。老人每次外出，应随身携带写有详细联系方法的卡片，并有家人/照顾者陪同。					
3. 签署住院老人陪护知情同意书，24小时留陪护。					
4. 佩戴手腕带，穿防走失背心，且在安全距离内活动。					
5. 各班护士定时巡视病房，及时追问外出老人去向。必要时按规定逐级上报。发现老人四处徘徊时提高警觉并询问。					
6. 做好外出检查、治疗的交接班，记录出入科时间、去向。					
7. 协助、监督老人服药到口，并需第三者在场。					
8. 指导、照顾老人日常生活，避免伤害（烫伤、跌倒、误伤他人）。将锐器、热水瓶置于老人不能拿到的地方，电源插座戴上保护套。					
9. 注意健康生活方式：合理饮食，戒烟酒，适当的运动。努力参加集体活动，保持乐观，保证休息及睡眠。					
责任护士签名					
审核者签名					

2. MMSE的评分标准与结果判断

MMSE的评分采用0、1两级评分，答对一题记1分，答错及拒绝回答记0分，满分30分。结果判定如下：

（1）认知功能障碍：最高得分为30分，分数在27～30分为正常，分数<27为认知功

能障碍。

（2）痴呆划分标准：文盲≤17分，小学程度≤20分，中学程度（包括中专）≤22分，中学文化以上程度（包括大专）24分。

步骤二：使用画钟试验（CDT）

画钟试验（CDT）可以鉴别轻度痴呆和正常老人。CDT虽有多种评估方法，但以0～4分法（0～4Point method）简单、敏感和易行，其痴呆确诊率可达75%。

1. 方法

要求老人画一钟表盘面，并把表示时间的数字写在正确的位置，待老人画一圆并添完数字后，再让老人画上分时针，把时间指到11点10分或8点20分。

2. 记分

① 画一封闭的圆得1分；

② 表盘的12个数字正确得1分；

③ 将数字安置在表盘的正确位置得1分；

④ 将指针安置在正确的位置得1分。

3. 结果判定

4分为认知功能正常；3～0分为轻、中和重度的认知功能障碍；其严重程度和MMSE计分一致，如CDT0分＝MMSE3～5分，CDT1分＝MMSE14分，CDT2分＝MMSE19～20分，CDT3分＝MMSE23～24分。CDT徒手画钟表是一复杂的行为活动，除了空间构造技巧外，尚需很多知识功能参与，涉及记忆、注意、抽象思维、设计、布局安排、运用、数字、计算、时间和空间定向概念、运作的顺序等多种认知功能。操作更简单、省时，也更易被老人所接受。而MMSE中测验年、月、日和简单计算的粗浅内容，常为学识和社会地位较高的老人感到受侮辱而拒绝回答和合作。

步骤三：简明认知评估量表（Mini Cog）

由画钟试验和三个回忆条目组合而成，用于弥补CDT在筛查认知障碍时敏感性和预测稳定性的不足，用于区分痴呆和非痴呆人群。

1. 请受试者仔细听和记住3个不相关的词，然后重复。

2. 请受试者在一张空白纸上画出钟的外形，标好时钟数，给受试者一个时间让其在钟上标出来。（画钟试验CDT正确：能正确标明时钟数字位置顺序，正确显示所给定的时间）

3. 请受试者说出先前所给的3个词。

评估建议：0分：3个词一个也记不住，定为痴呆。

1～2分：能记住3个词中的1～2个，画钟试验（CDT）正确，认知功能正常；CDT不正确，认知功能缺损。

3分：能记住3个词，不定为痴呆。

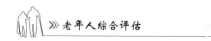

步骤四:蒙特利尔认知评估量表

MoCA 对识别轻度认知障碍(mild cognitive impairment,MCI)及痴呆的敏感性和特异性较高,耗时约 15 min,总分 30 分,在不同地区、不同版本的 MoCA 的划界分有差异,中文版 MoCA 多以 26 分为分界线,≥26 分为认知正常,若受试者受教育年限小于 12 年,应在得分基础上加 1 分。见表 4 - 2。

表 4 - 2

MOCA 量表

姓名:	性别:	年龄:　岁	受教育程度:	日期:	总分:

视空间与执行功能	得分
画钟表(11 点过 10 分) 轮廓〔　〕数字〔　〕指针〔　〕	___/5

命名	___/3
〔　〕　　〔　〕　　〔　〕	

记忆	读出下列词语,然后由老人重复上述过程,重复 2 遍,5 分钟后回忆。		面孔	天鹅绒	教堂	菊花	红色	不计分
		第一次						
		第二次						

注意	读出下列数字,请老人重复(每秒 1 个)。	顺背〔　〕 21854	___/2
		倒背〔　〕 742	
	读出下列数字,每当数字 1 出现时,老人敲一下桌面,错误数大于或等于 2 不给分。	〔　〕521 394 118 062 151 945 111 419 051 12	___/1

100 连续减 7	〔　〕93	〔　〕86	〔　〕79	〔　〕72	〔　〕65	___/3
4~5 个正确给 3 分,2~3 个正确给 2 分,1 个正确给 1 分,全部错误为 0 分。						

语言	重复:我只知道今天张亮是来帮过忙的人。〔　〕	___/2
	重复:狗在房间的时候,猫总是躲在沙发下面。〔　〕	

（续表）

	流畅性:在1分钟内尽可能多地说出动物名字。[　]_____(N≥11个名称)						___/1
抽象	词语相似性:香蕉—橘子＝水果　[　]火车—自行车　[　]手表—尺子						___/2
延迟回忆	回忆时不能提醒	面孔[　]	天鹅绒[　]	教堂[　]	菊花[　]	红色[　]	仅根据非提示记忆得分
	分类提示						___/5
	多选提示						
定向	日期[　]　月份[　]　年代[　]　星期几[　]　地点[　]　城市[　]						___/6

步骤五:认知功能评估结果

根据老人评估结果综合判定老人认知功能的状况和病因,予以相应的干预措施。对于轻度认知功能障碍患者重点进行健康指导;对于中度认知功能障碍老人重点进行行为干预;对于重度认知功能障碍或晚期痴呆老人或伴有行为异常老人重点是加强照护,防治并发症,必要时多学科团队共同会诊处理。

(一) 认知功能评估的结果

分度。

简易智能状态量表(MMSE):结合文化程度,并以得分高低进行认知障碍程度。

1. 轻度认知功能障碍

依据不同文化程度,轻度认知功能障碍 MMSE 分值在 18～26 分。

2. 痴呆

不同文化程度矫正 MMSE 评分痴呆分度

① 轻度痴呆:MMSE 评分见表 4-3,画钟试验(CDT)3 分。

② 中度痴呆:MMSE 评分见表 4-3,画钟试验(CDT)2～3 分。

③重度痴呆:MMSE 评分见表 4-3,画钟试验(CDT)0～1 分。

表 4-3　不同文化程度 MMSE 评分痴呆分度

文化程度	轻度痴呆	中度痴呆	重度痴呆
文盲	14～17 分	15～13 分	文盲≤4 分
小学文化	16～20 分	8～15 分	≤7 分
中学文化	20～22 分	11～19 分	≤10 分
中学以上	20～24 分	11～19 分	≤10 分

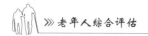
项目二　情绪情感评估

 任务情境

情绪低落的孙爷爷

孙爷爷,68岁,半年前因老伴去世,儿女均在外地工作,现入住养老机构。老伴在世时对老伴依赖性较强,交往能力差。近2个月来,常出现失眠、食欲下降、周身不适,有时会觉得全身疼痛,忽冷忽热、烦躁不安。经临床检查,未发现脏器异常,但近几天孙爷爷的情绪非常低落,自述:"我啥也干不好,老伴也走了,儿女还要为我担心,还不如死了算了"。

 任务分析

从上述孙爷爷情绪低落、烦躁不安、失眠、甚至有自杀倾向,各项症状已表明孙爷爷的情绪情感出现了异常,作为护理员的你应该及早发现,并且要学会评估孙爷爷存在的情绪情感问题及其程度,孙爷爷主要情绪情感问题有:1. 抑郁;2. 焦虑。

 任务实施

实施步骤	具体内容	
工作准备	1. 环境准备:评估室宽敞明亮、安静、温湿度适宜。	
	2. 评估员准备:穿戴整齐,修剪指甲,七步洗手法洗净双手,核对老人信息,已充分了解老人的社会交往关系。	
	3. 老年人准备:老人情绪稳定,配合评估。	
	4. 物品准备:抑郁评估量表、焦虑评估量表。	
任务分配	任务一:老年抑郁的评估	1. 认识抑郁的相关概念; 2. 老年抑郁症评估工具及使用方法。
	任务二:老年焦虑的评估	1. 认识焦虑; 2. 老年焦虑评估工具及其使用方法。
整理记录	1. 整理物品:整理床铺,协助老人上床休息。 2. 洗手、记录:洗净双手,记录老人情绪情感状态。	
注意事项	1. 评估前一定要充分了解老人的家庭、社会交往关系; 2. 评估时机要选择在老人情绪稳定时进行,如在评估中老人有不适不可勉强作答。	

任务一　老年抑郁的评估

步骤一：认识老年抑郁

（一）老年抑郁症概述

抑郁是一种负性、不愉快的情绪体验，以情感低落、哭泣、悲伤、失望、活动能力减退，以及思维认知功能的迟缓为主要特征。抑郁症是一种以持久（至少2周）的情绪低落或抑郁心境为主要临床表现的精神障碍，又称情感障碍。老年抑郁症泛指存在于老年期（>60岁）这一特定人的抑郁相关症候，是由各种原因引起的一种心理障碍。

（二）老年抑郁的原因

病理生理因素

1. 躯体疾病：常见疾病如高血压病、冠心病、糖尿病及癌症等。
2. 长期服用某些药物，也易引起抑郁症。

社会心理因素

抑郁症的出现与老年期的各种丧失有较大的关系，这些丧失包括工作的丧失、收入的减少、亲友的离世、人际交往的缺乏等。

1. 角色转变

老年人退休后由于角色转变而在心理上常常出现不适应，如职业生涯的结束、生活节奏放慢、经济收入减少等，巨大的心理落差会使有些老人产生失落感，进而导致情绪低落。

2. 交际障碍

老年人退休后交往圈子变窄，人际互动减少，缺乏情感支持，也是导致老年抑郁的常见病因。

3. 亲友离世

亲友离世也是导致老年人抑郁症的重要原因，特别是配偶的去世往往对老年人形成较大的精神创伤，容易诱发抑郁症。

遗传背景与人格因素

现在研究普遍认为，老年抑郁症是在一定遗传背景下，由外部刺激诱发神经环路改变或导致失调引起，但最终机制并未完全清楚。

老年抑郁症的发生与个人的人格因素也很有关系。一般来说，素来性格比较开朗、直爽、热情的人，患病率较低，而性格过于内向或平时过于好强的人易患抑郁症。

（三）老年抑郁症的临床表现

老年抑郁症早期主要表现为神经衰弱；后期则主要因抑郁心境而表现出情感低落、思维迟缓、意志消沉等症状。

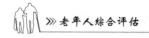

1. 抑郁心境

情绪低落、兴趣缺乏、乐趣丧失是抑郁发作的核心症状。重度抑郁障碍的老年人，其心境抑郁状态突出地表现为晨重夜轻。

2. 思维迟缓和妄想症状

老年抑郁症主要表现为主动言语减少，语速减慢，反应迟钝，部分病人可出现妄想症状。

3. 抑郁性木僵

老年抑郁症病人常表现为行为阻滞，通常以随意运动缺乏和缓慢为特点，主要表现为肢体活动减少，面部表情减少，思维迟缓、内容贫乏、言语阻滞等。

4. 躯体症状

老年抑郁症病人大多数以躯体症状作为主要表现形式。常见的躯体症状有睡眠障碍食欲下降、胃肠道不适、心血管症状等。

5. 自杀观念和行为

自杀是抑郁症最危险的发展趋势，抑郁症病人由于情绪低落、悲观厌世，严重时很容易产生自杀念头。

步骤二：老年抑郁症评估工具及使用方法

抑郁评估量表可作为病人心理和行为的评估工具，分为他评量表和自评量表。他评量表一般由医护工作者完成，自评量表由老人完成。

1. 关于抑郁自评量表

抑郁自评量表(SDS，见表4-4)由 W. K. Zung 编制于 1965 年，是美国教育卫生福利部推荐的用于精神药理学研究的量表之一，因使用简便，能相当直观地反映老人抑郁的主观感受及其在治疗中的变化，目前已广泛应用于门诊老人的粗筛、情绪状态评估及调查、科研等。

SDS 由 20 个问题条目组成，每一个条目相当于一个有关症状。二十个条目反映抑郁状态的四组特异性症状：① 精神性情感症状，包含抑郁心境和哭泣等两个条目；② 躯体性障碍，包含情绪的日夜差异、睡眠障碍、食欲减退、性欲减退、体重减轻、便秘、心动过速、易疲劳等八个条目；③ 精神运动性障碍，包含精神运动性抑制和激越等两个条目；④ 抑郁的心理障碍包含思维混乱、无望感、易激惹、犹豫不决、自我贬值、空虚感、反复思考自杀和不满足等八个条目。

SDS 的优点为使用简单，不需要经专门的训练即可指导自评者进行相当有效的评估，而且它的分析相当方便。在一定程度上能了解被调查者近期心境，可应用于心理咨询门诊。如用以评估疗效，应在开始治疗或研究前让受试者评估一次，然后至少应在治疗后或研究结束时再让他自评一次，以便通过 SDS 总分变化来分析受试者的症状变化情况。

请你仔细阅读每一条，然后根据最近一个星期以内你的实际感觉看最符合下列哪种描述，做出选择并打"√"。

表4-4 抑郁自评量表(SDS)

序号	问题	对照您最近的情况			
		A 偶尔/无	B 有时	C 经常	D 持续
1	我感到情绪沮丧,郁闷	○	●	○	○
2	*我感到早晨心情最好	○	○	○	○
3	我要哭或想哭	●	○	○	○
4	我夜间睡眠不好	○	○	○	○
5	*我吃饭和平时一样多	○	○	○	○
6	*我与异性密切接触时和以往一样感到愉快	○	○	○	○
7	我感到体重减轻	○	○	○	○
8	我为便秘烦恼	○	○	○	○
9	我的心跳比平时快	○	○	○	○
10	我无故感到疲劳	○	○	○	○
11	*我的头脑像往常一样清楚	○	○	○	○
12	*我做事情像平时一样不觉得困难	○	○	○	○
13	我坐卧不安,难以保持平静	○	○	○	○
14	*我对未来抱有希望	○	○	○	○
15	我比平时更容易激怒	○	○	○	○
16	*我做决定很容易	○	○	○	○
17	*我感到自己是有用的和不可缺少的人	○	○	○	○
18	*我的生活很有意义	○	○	○	○
19	假如我死了别人会过得更好	○	○	●	○
20	*我仍旧喜爱自己平时喜爱的东西	○	○	○	○

计分表格

题号	1	2	3	4	5	6	7	8	9	10
选项										
得分										
题号	11	12	13	14	15	16	17	18	19	20
选项										
得分										
粗分						标准分				

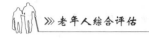

2. 结果评估

SDS 按症状出现频度评估,可分为 4 个等级。A,没有或很少时间;B,少部分时间;C,相当多时间;D,绝大部分或全部时间。若为正向评分题,依次评为粗分 1、2、3、4 分;若为反向评分题,则评为 4、3、2、1 分,其中第 2、5、6、11、12、14、16、17、18 和 20 题为反向评分题。评估时间为过去一周内,将各题的得分相加为粗分,粗分乘以 1.25,四舍五入取整数即得到标准分。抑郁评估的临界值为 T=53,分值越高,抑郁倾向越明显。其中,53~62 分为轻度抑郁,63~72 分为中度抑郁,72 分以上为重度抑郁。注意 * 为反向评分题。

3. 注意事项

(1) SDS 主要适用于具有抑郁症状的成年人,它对心理咨询门诊及精神科门诊或住院精神病老人均可使用。对严重阻滞症状的抑郁病老人评估有困难。

(2) 关于抑郁症状的临床分级,除参考量表分值外,主要还应根据临床症状,特别是药害症状的程度来划分,量表总分值仅能作为一项参考指标而非绝对标准。

任务二　老年焦虑的评估

步骤一:认识焦虑

焦虑症又称焦虑性神经症,是以广泛性焦虑症(慢性焦虑症)和发作性惊恐状态(急性焦虑症)为主要临床表现,常伴有头晕、胸闷、心悸、呼吸困难、口干、尿频、尿急、出汗、震颤和运动性不安等。其焦虑并非由实际威胁所引起,或其紧张惊恐程度与现实情况很不相称。

老人表现出焦虑、恐慌和紧张情绪,感到最坏的事即将发生,常坐卧不安,缺乏安全感,整天提心吊胆,心烦意乱,对外界事物失去兴趣。严重时有恐惧情绪,对外界刺激易出现惊恐反应,常伴有睡眠障碍和自主神经紊乱现象,如入睡困难、做噩梦、易惊醒、面色苍白或潮红、易出汗、四肢发麻、肌肉跳动、眩晕、心悸、胸部有紧压感或窒息感、食欲不振、口干、腹部发胀,并有灼热感、便秘或腹泻、尿频、月经不调、性欲缺乏等症状。

步骤二:焦虑评估工具使用及其方法

焦虑自评量表(SAS)见表 4-5。

1. 测验方法

本量表可以评估焦虑症状的轻重程度及其在治疗中的变化,适用于具有焦虑症状的成年人。主要用于疗效评估,不能用于诊断。在受试者评估以前,一定要让他把整个量表的填写方法及每条问题的含义都弄明白,然后做出独立的、不受任何人影响的自我评估。如果受试者的文化程度太低,不能理解或看不懂 SAS 问题的内容,可由工作人员念给他听,逐条念,让受试者独自做出评估。

表 4 - 5 焦虑自评量表(SAS)

项目	状态			
	A 无/偶尔有	B 有时有	C 经常有	D 总是如此
1. 我觉得比平时容易紧张或着急	○	○	○	○
2. 我无缘无故地感到害怕	◉	○	○	○
3. 我容易心里烦乱或觉得惊恐	○	○	○	○
4. 我觉得我可能将要发疯	○	○	○	○
＊5. 我觉得一切都很好,也不会发生什么不幸	○	○	○	○
6. 我手脚发抖,打战	○	○	○	○
7. 我因为头痛、颈痛和背痛而苦恼	○	○	○	○
8. 我感觉容易衰弱和疲乏	○	○	○	○
＊9. 我觉得心平气和,并且容易安静坐着	○	○	○	○
10. 我觉得心跳得很快	○	○	○	○
11. 我因为一阵阵头晕而苦恼	○	○	○	○
12. 我要晕倒发作,或觉得要晕倒似的	○	○	○	○
＊13. 我吸气、呼气都感到很容易	○	○	○	○
14. 我的手脚麻木和刺痛	○	○	○	○
15. 我因为胃痛和消化不良而苦恼	○	○	○	○
16. 我常常要小便	○	○	○	○
＊17. 我的手脚常常是干燥温暖的	○	○	○	○
18. 我脸红发热	○	○	○	○
＊19. 我容易入睡并且一夜睡得很好	○	○	○	○
20. 我做噩梦	○	○	○	○

计分表格

题号	1	2	3	4	5	6	7	8	9	10
选项										
得分										
题号	11	12	13	14	15	16	17	18	19	20
选项										
得分										
粗分					标准分					

2. 结果评估

SAS 采用四级评分。若为正向评分题,A、B、C、D 依次评为粗分 1、2、3、4 分;若为反

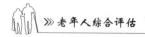
向评分题,则评为 4、3、2、1 分,其中,第 5、9、13、17、19 条必须反向计分。将 20 个任务的各个得分相加,得到粗分,再用粗分乘以 1.25 以后取整数部分(四舍五入)得到标准分。临界值为 50,分数越高,焦虑倾向越明显。其中,50~59 分为轻度焦虑,60~69 分为中度焦虑,69 分以上为重度焦虑。

3. 注意事项

(1) 由于焦虑是神经症的共同症状,故 SAS 在各类神经症鉴别中作用不大。

(2) 关于焦虑症状的临床分级,除参考量表分值外,主要还应根据临床症状,特别是药害症状的程度来划分,量表总分值仅能作为一项参考指标而非绝对标准。

 ## 案例分析

任奶奶,75 岁,三年前无明显诱因而逐渐发生丢三落四,东西搁东忘西。近一年更加严重,出门会忘记回家的路,原本擅长的毛笔字也不会写了,经常将衣服穿错。另外常常发呆,说话少,易伤感,遇到事情急躁,甚至会毫无征兆地发脾气。

 ## 实训项目

请同学们分角色扮演任奶奶和护理员为老人进行精神心理功能的评估演示。

 ## 思考与练习

1. 任奶奶可能存在的精神心理问题有哪些?

2. 选取适宜的评估量表。

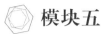

模块五
常见老年人综合征评估

模块导读

　　常见的老年综合征有跌倒、痴呆、尿失禁、晕厥、谵妄、抑郁、疼痛、失眠、帕金森综合征和多重用药等,常见的老年问题有骨质疏松、压疮、便秘、深静脉血栓、肺栓塞、吸入性肺炎、营养不良、肢体残疾等。本模块主要挑选了跌倒和压疮两个常见综合征的评估进行介绍。

学习目标

知识目标:

(1) 掌握跌倒、压疮的基本概念。

(2) 掌握跌倒、压疮评估常用的评估工具及使用方法。

能力目标:

(1) 具有一定的预防跌倒、压疮风险并及时处理风险的能力。

(2) 具有合理运用跌倒、压疮评估量表技巧的能力。

素质(思政)目标:

(1) 培养学生具备防患于未然的风险评估意识。

(2) 培养学生严谨的工作态度,善于观察老人的身体机能变化。

项目一　跌倒评估

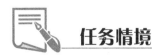

任务情境

我想成为“不倒翁”

　　孙爷爷,80岁,高血压,右侧偏瘫,近日老是失眠,给予少量的助眠药物,原本肢体就

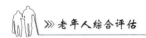
不方便的孙爷爷最近更是不敢下地走路。他对护理员说："我最近脚一沾地,总感觉飘飘忽忽的,站不稳呀,早上差点摔了,到底是年纪大了。"话音刚落,他指着桌子上孙子送给他的不倒翁,又喃喃道:"我要是不倒翁就好了,哈哈哈,就不怕摔倒了。"

 ## 任务分析

老年人跌倒是老年人常见不良事件,老年人跌倒导致死亡率随增龄急剧上升。跌倒严重威胁着老年人的身心健康,也增加了家庭和社会的负担。老年人跌倒事件因为存在可预知的潜在危险因素,是可以通过评估和干预进行预防和控制的。

通过孙爷爷的年龄、既往史、药物作用等,综合分析他的跌倒风险极大,具体该用什么方法来得到相对准确的风险度呢,就需要我们对老人进行跌倒评估。

 ## 任务实施

实施步骤		具体内容
工作准备		1. 环境准备:评估室宽敞明亮、地面无积水。
		2. 评估员准备:穿戴整齐,修剪指甲,七步洗手法洗净双手,核对老人信息,向老人讲述本次评估的目的、保护老人安全等。
		3. 老年人准备:老人意识清楚,配合评估。
		4. 物品准备:Morse 评估量表。
任务分配	任务一:认识跌倒	1. 了解跌倒定义; 2. 分析跌倒风险因素; 3. 说明跌倒评估目的。
	任务二:跌倒的评估工具及使用方法	1. 介绍老年跌倒的评估工具; 2. 根据 Morse 评估量表进行评估; 3. 评分评价。
整理记录		1. 整理物品:整理床铺,协助老人上床休息。 2. 洗手、记录:洗净双手,记录老人跌倒风险。
注意事项		1. 评估前充分收集老人的跌倒风险因素; 2. 评估中一定要保护好老人的安全。

任务一 认识跌倒

步骤一:了解跌倒定义

跌倒是一种不能自我控制的意外事件,指个体突发的、不自主的、非故意的体位改变,而脚底以外的部位停留在地上或者更低的平面上。按照国际疾病分类(ICD-10)将跌倒分为两类:从一个平面至另一个(更低)平面的跌落;同一个平面的跌倒。

老年人发生跌倒率高,是老年人伤残和死亡的重要原因之一。世界卫生组织(WHO)指出,跌倒是老年人慢性致残的第三大原因。每年大约有30%的65岁以上的老年人发生过跌倒,15%发生2次以上,并伴有骨折、软组织损伤和脑部外伤等,因而导致老年人活动受限、医院就诊或死亡。

步骤二:分析跌倒的危险因素

对引起老年跌倒的危险因素进行评估时,应注意从内在因素(主体因素)、外在因素(环境因素)以及医源性因素(与医疗有关的因素)进行系统的综合分析与评估。

(一) 内在危险因素及医源性因素

内在危险因素主要来源于老人本身的因素,通常不易察觉且不可逆转,需仔细询问方可获知。医源性因素常因个体内在不一致而各有差异,可通过仔细询问而减轻或避免。

1. 生理因素

(1)中枢神经系统:老年智力、肌力、肌张力、感觉、反应能力、反应时间、平衡能力、步态及协同运动能力降低,使跌倒的危险性增加。

(2)感觉系统:老年人的视力、视觉分辨率、视觉的空间/深度觉及视敏度下降;老年性传导性听力损失、老年性耳聋甚至耳垢堆积影响听力;由于社会对跌倒的认识不足,所以老年人很难听到有关跌倒危险的警告声音;老年人触觉下降,前庭功能和本体感觉退行性下降,导致老年人平衡能力下降,从而增加跌倒的危险性。

(3)步态的稳定性下降:步态的稳定性下降也是引发老年人跌倒的主要原因。老年人缓慢踱步行走,造成步幅变短、行走不连续、脚不能抬到一个合适的高度;加之中枢控制能力下降,导致跌倒危险性增加。

(4)骨骼肌肉系统:老年人骨骼、关节、韧带及肌肉的结构、功能损害和退化是引发跌倒的常见原因。老年人骨质疏松会增加与跌倒相关的骨折发生率,尤其是跌倒导致的髋部骨折。

2. 病理因素

造成老年人跌倒的常见病理因素包括:(1) 神经系统疾病如脑卒中、帕金森病、脊椎病、小脑疾病、前庭疾病、外周神经系统病变;(2) 心血管疾病如直立性低血压、脑梗塞、小血管缺血性病变等;(3) 影响视力的眼部疾病如白内障、偏直、青光眼、黄斑变性;(4) 心理及认知因素如痴呆、抑郁症;(5) 其他疾病如昏厥、眩晕、惊厥、偏瘫、足部疾病及足或脚趾的畸形等都会导致神经反射时间延长和步态紊乱;(6) 感染、肺炎及其他呼吸道疾病、血氧不足、贫血、脱水以及电解质平衡紊乱导致机体的稳定能力受损;(7) 老年人泌尿系统疾病或其他伴随尿频、尿急、尿失禁等症状的疾病常使老年人如厕次数增加或发生排尿性晕厥等而增加跌倒的危险。

3. 药物因素

一些药物通过影响人的神志、精神、视觉、步态、平衡等方面而容易引起跌倒。可能引起跌倒的药物有:(1)精神类药物:抗抑郁药、抗焦虑药、催眠药、抗惊厥药等;(2)心血管药物:抗高血压药、利尿剂、血管扩张药等;(3)其他:降糖药、非体抗炎药、镇痛剂、多巴胺类药物、抗帕金森病药物等。

4.心理因素

沮丧、抑郁、焦虑、情绪不佳及其导致的社会隔离均可增加跌倒的危险。沮丧可能会削弱老年人的注意力,潜在的心理状态混乱也与沮丧相关,都会导致老年人对环境危险因素的感知和反应能力下降。另外,害怕跌倒也使行为能力降低、活动受限,影响步态和平衡能力而增加跌倒的危险。

(二)外在危险因素

外在危险因素与内在危险因素相比,外在危险因素更容易控制。

1.环境因素

(1)室内环境因素:室内环境因素如昏暗的灯光。湿滑、不平坦的地面,障碍物、不合适的家具高度和摆放位置,楼梯台阶,卫生间没有扶栏、把手等都可能地增加危险。

(2)户外环境因素:户外环境因素如台阶和人行道缺乏修缮、雨雪天气、气温过高、拥挤等都可能引起老年人跌倒。

(3)个人环境:常见的个人环境主要是指居住环境和生活细节。例如居住环境发生改变、宽大的衣服、过长的裤子、不合适的鞋子、不适宜的行走辅助工具、家务劳动(如照顾小孩)、居住环境的安全设施、交通损伤等。

2.社会因素

老年人的教育和收入水平、卫生保健水平、享受社会服务和卫生服务的途径、室外环境的安全设计,以及老年人是否独居、与社会的交往和联系程度等都会影响其跌倒的发生。

步骤三:说明跌倒评估的目的

1.获得老人的相关信息

通过评估掌握老人既往疾病状况,以及目前的症状、体征、功能损害程度、跌倒的危险因素,同时明确老人的功能和预后相关的生活环境。

2.制定相关计划

依据评估结果,针对不同老人制定相应的治疗、康复和护理计划。

任务二　跌倒的评估工具及使用方法

步骤一:介绍老年跌倒的评估工具

跌倒风险评估工具用于评估老年人有无跌倒风险,人们希望通过跌倒风险的评估找出高危人群并能够干预这些危险因素达到减少跌倒的发生。提高老年人生活质量及生存质量。评估工具需由专门受过训练的人员来完成,既可用于社区老年跌倒的风险筛查,也可用于医疗机构中老年跌倒风险的评估。Morse 跌倒评估量表是由美国宾夕法尼亚大学Morse 教授于 1989 年研制,并在多个国家及地区医院使用。该量表是一个专门用于预测跌倒可能性的量表,通过观察多种功能活动来评价评估对象重心主动转移的能力,对评估对象动、静态、平衡进行全面检查,是一个标准化的评估方法。该量表临床应用广泛,具有较好的信度、效度和敏感度。

步骤二:根据 Morse 评估量表进行评估

(一) 评估内容

Morse 评估量表包括有无跌倒史、医学诊断个数、是否使用助行器具、静脉输液/置管/使用药物治疗、步态/移动和精神状态 6 个方面内容。

(二) Morse 评估方法及评估标准

1	近 3 个月内有无跌倒	无＝0,有＝15	
2	病人有两个或两个以上诊断	无＝0,有＝15	
3	使用行走辅助用具	无/卧床休息/护士辅助＝0,拐杖/手杖/助行器＝15,依扶家具行走＝30	
4	静脉输液	无＝0,有＝20	
5	步态	正常/卧床不能移动＝0,虚弱乏力＝10,功能障碍/残疾＝20	
6	认知状态	量力而行＝0,高估自己的能力/忘记自己受限制＝15	
总　分			

步骤三:评分评价

危险程度	MFS 分值	措施
零危险	0～24	一般措施
低度危险	25～45	标准预防跌倒措施
高度危险	＞45	高危险防止跌倒措施

Morse 跌倒评分说明:1. 病人在近三个月内有跌倒(晕厥)的历史或是视觉障碍评分为 15 分,如果没有为 0 分。2. 病人有两个或两个以上医学诊断评分为 15 分,只有一个诊断为 0 分。3. 病人使用拐杖/手杖/助行器则评分为 15 分;如果病人行走不需要任何物品辅助而步态自然,或使用轮椅,或病人卧床休息不能起床活动,或由护士协助活动而不需辅助物评分为 0 分。4. 静脉输液:病人正在进行静脉输液(留有静脉置管)或是使用药物治疗(麻醉药、抗组胺药、抗高血压药、镇静催眠药、抗癫痫抗痉挛药、轻泻药、利尿药、

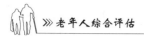

降糖药)均评分为 20 分,没有为 0 分。5. 病人步态:正常步态或卧床休息:评分为 0 分,病人自然挺胸,肢体协调。病人年龄超过 65 岁或存在体位性低血压:评分为 10 分。乏力:评分为 10 分,病人可自行站立,但迈步时感觉下肢乏力或无力,需要辅助物品支撑。功能障碍/残疾步态:评分为 20 分,病人主要表现为从椅子上站立困难,站立后低头,眼睛看地板,病人平衡差,下肢颤抖,当护士协助病人行走时发现病人关节强直、小步态或病人不抬腿拖着脚走。6. 认知状况:病人表现为意识障碍、躁动不安、沟通障碍、睡眠障碍或是病人非常自信,对护士的评估提醒漠视均为 15 分,正常为 0 分。

项目二　压疮的评估

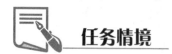

任务情境

无法翻身的张奶奶

张奶奶,76 岁,卧床不起、大小便失禁。家中无法护理,送入养老机构,入住失能区。发现张奶奶左髋部有皮肤破损、浆液性小水泡,自己无法翻身。为更好地护理张奶奶,身为护理员的你目前最重要的任务是什么?

任务分析

通过张奶奶的临床表现,综合分析她已出现压疮,具体该用什么方法来得到相对准确的压疮分度,从而能够针对性的采取相应的干预措施,积极的预防老年患者压疮的发生和及时治疗,这就需要我们对老人进行压疮评估。

任务实施

实施步骤	具体内容
工作准备	1. 环境准备:评估室宽敞明亮、温湿度适宜。
	2. 评估员准备:穿戴整齐,修剪指甲,七步洗手法洗净双手,核对老人信息,向老人讲述本次评估的目的等。
	3. 老年人准备:老人平卧在床,无大小便需求,配合评估。
	4. 物品准备:Braden 评估量表。

（续表）

实施步骤		具体内容
任务分配	任务一：认识压疮	1. 了解压疮基本概念； 2. 分析压疮风险因素； 3. 说明压疮评估目的。
	任务二：压疮的评估工具及使用方法	1. 介绍老年压疮的评估工具； 2. 根据 Braden 评估量表进行评估； 3. 评分评价。
整理记录		1. 整理物品：整理床铺，确保床单无皱褶、渣屑，协助老人翻身。 2. 洗手、记录：洗净双手，记录老人跌倒风险。
注意事项		1. 评估前充分收集老人的压疮风险因素； 2. 评估中一定要保护好老人的隐私，注意保暖。

任务一　认识压疮

步骤一：了解压疮基本概念

（一）定义

压疮（pressure ulcer）又叫压力性溃疡，是局部组织因长时间受压而造就的缺血、缺氧、营养不良所引起的皮肤提害。

2007 年美国压疮指导委员会（NPLAP）对压疮的定义为：压疮是因为皮肤或皮下组织的局部损伤，多发生在骨突处，由压力损伤引起，或压力、剪切力、摩擦力共同作用的结果。

（二）好发部位

临床上压疮多发于无肌肉包裹或肌肉层较薄、缺乏脂肪组织保护又经常受压的骨突处，其好发部位随受损后被压迫的体位不同而有相应的变化。

1. 仰卧位
仰卧位时压疮好发于枕骨粗隆、肩胛部以及肘、脊椎体隆突处、骶尾部和足跟等处。

2. 侧卧位
俯卧位时压疮好发于耳郭、肩峰、髋部、膝关节内外侧、内外踝等处。

3. 俯卧位
俯卧位时压疮好发于耳、颊部、肩部、女性乳房、男性生殖器、髂嵴、膝部、足趾等处。

（三）压疮的分期

1. 依据美国国家卫生局 1998 指南，即 NPUAP1998 压疮分期，将压疮严重程度分为四期。

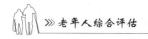

（1）Ⅰ期

皮肤完整，出现指压不会变白的红印，皮肤可能表现为温度更高或更低，皮肤变硬或疼痛。

（2）Ⅱ期

皮肤部分变厚，表皮或真皮受损，溃疡仅限于表皮，临床可见老人有皮肤破损、浆液性小水泡，干性或湿性浅溃疡，而无腐败组织。

（3）Ⅲ期

表皮或真皮全部受损，穿入皮下组织，可见皮下脂肪，但不见或不能直接扪及骨、肌或肌肉，创面存在或部分存在腐败组织。

（4）Ⅴ期

全皮层损害；涉及肌肉、骨头，创面部分或全部存在腐败组织和焦痂。

由于大量的压疮表皮仅出现小创面，但却深及肌肉和骨组织层，单从外观判断常常会低估病情。因此，临床对压疮的评估应该特别注意其是否深及皮下、肌肉、肌腱或骨。

步骤二：分析压疮发生的危险因素

有很多相关因素或影响因素与压疮有关，但这些因素对压疮发生的重要性仍有待于探索。

（一）局部因素

1. 压力

压力是导致压疮发生的主要因素，它通过扭曲毛细血管、限制血液供应而造成损伤。肌肉与皮下组织比表皮更容易受到压力的伤害，因此压疮可以发展至深部组织而表皮却基本完好。短时间强压力、长时间弱压力都有组织损伤的作用。

2. 剪切力

剪切力发生在两层皮肤相向滑动的时候，剪切力作用进一步增强毛细血管扭曲，这种状况下，较小的压力便可以将毛细血管阻塞，会切断局部血液供应，从而引发深部坏死。

3. 摩擦力

摩擦作用发生在皮肤表面彼此相互摩擦的时候，搬动老人时的拖拉动作、床单皱褶或有渣屑等是临床常见的摩擦来源。

4. 潮湿

大小便失禁、大汗或多汗、伤口大量渗出液等均是造成皮肤潮湿的原因。正常皮肤偏酸性，小便和大便均为碱性，潮湿造成皮肤酸碱度的改变会降低皮肤角质层的屏障的防护功能，导致表皮损伤，细菌增殖。

（二）全身因素

1. 活动或移动受限

临床上如因脊髓损伤、老年体弱、骨折因石膏或绷带固定制动、外科手术和麻醉等均可引起老人活动或移动受阻,常见于长期卧床或坐轮椅老人,这类老人常不能自主变换体位从而发生压疮。

2. 营养不良

营养不足时可使皮下脂肪减少、肌肉萎缩;营养过剩时组织血液供应相对较少,蛋白质合成减少,皮肤松、干燥,修复能力降低,肌肉脂肪萎缩,局部血液循环减少,加之活动困难,床上翻身容易受拖拉,导致压疮的发生。

3. 感觉受损

有些老人对伤害性刺激无反应,如瘫痪、神经功能受损老人,面对可能造成伤害的危险因素无法感知或感觉迟缓等,容易形成压疮。

4. 高龄

老年患者心脏血管功能减弱,末梢血管功能减退,皮肤老化、变薄,弹性变差,血运减少,对温度和疼痛感觉反应迟钝。

5. 体温升高

体温升高时机体的新陈代谢率增高,引起组织高代谢需求,组织细胞对氧的需求增加,故压疮发生的风险随之增加。

6. 吸烟

尼古丁可使末梢血管痉挛、硬化、脆性增加,从而增加组织对压疮发生的易感性。

7. 应激

影见于急性损伤早期,对疾病相关知识缺乏或对刚发生的情况还没来得及引起足够重视时候,皮肤往往已经发生了不可逆的改变。

8. 疾病

糖尿病、帕金森、神经系统疾病或者有残障、认知功能改变、大小便失禁、骨折、多种疾病共存等导致压疮机会增加和发生后愈合难度增加。

9. 精神心理因素

精神压抑、情绪打击、精神抑郁等,忽视皮肤护理,有些老人认为自己很严重没办法翻身、不愿翻身、不愿配合翻身甚至对翻身带有很强的抵触情绪,从而长期保持一种姿势、体位导致压疮的发生。

步骤三:说明压疮评估的目的

通过对压疮进行评估,可以获取伤口的基本资料,制定治疗和护理计划,评估治疗/护理的效果,促进沟通和连续护理,制定沟通计划,判断治疗费用和愈合时间。

任务二　压疮的评估工具及使用方法

步骤一:介绍压疮评估工具

Braden 量表来自美国,美国临床研究显示,使用此表对高危病人采取措施后,压疮的

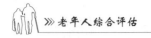

发生率下降了 50%～60%。

步骤二：根据 Braden 量表进行压疮评估

项 目	1分	2分	3分	4分	评分
感 觉	完全受限	非常受限	轻度受限	未受损	
潮 湿	持续潮湿	潮 湿	有时潮湿	很少潮湿	
活动力	卧 床	可以坐椅	偶尔行走	经常行走	
移动力	完全无法移动	严重受限	轻度受限	未受限	
营 养	非常差	可能不足够	足 够	非常好	
评估者：		评估时间：		总分：	

步骤三：评分评价

评分≤9分为极高危，需每天评估；

10—12分为高危，需隔日评估；

13—14分为中度高危，需每周评估二次；

15—18分为低度高危，需每周评估一次。

 案例分析

李大爷，89岁，因失语、卧床不起、大小便失禁20天收入住院。入院前半年因步态不稳，做头颅CT检查显示：双侧基底核区多发性腔隙性脑梗塞，经治疗后生活能自理，入院前20天，出现四肢无力，卧床不起，吞咽呛咳，不能进食，大小便失禁。体格检查体温37.8℃，脉搏98次/分，呼吸22次/分，消瘦，嗜睡，口角歪斜，不能翻身。右髋部有一大小约8 cm×10 cm×2 cm的皮肤坏死，肌肉外露，有大量脓性分泌物。

 实训项目

学生分角色扮演护理员和老人进行评估情景模拟练习。

 思考与练习

1. 通过案例，临床护理工作需思考该老人发生了什么情况？

2. 如何评估患者发生压疮的程度？

3. 作为该老人的护理员，下一步该如何处理？

综合技能篇

模块六

老年人能力评估

模块导读

　　健康不仅指一个人身体有没有出现疾病或虚弱现象,还是指一个人生理上、心理上和社会上的完好状态,是指一个人在身体、精神和社会等方面都处于良好的状态。健康内容包括:躯体健康、心理健康、心灵健康、社会健康、智力健康、道德健康、环境健康等。健康不是疾病、非疾病的二元论,有更广泛的内涵。对健康状态的评估要侧重于能力的评估。

　　要建立老年人状况统计调查和发布制度,相关保险和福利及救助相衔接的长期照护保障制度——促进各种政策制度衔接,增强制度合力。发展和完善长期照护服务体系,首先要对老年人进行评估。

学习目标

知识目标:

(1)了解老年人能力评估组织及人员构成。

(2)熟知老年人能力评估原则、对象、内容。

能力目标:

(1)能够根据老年人各项指标判断老年人能力等级。

(2)具有老年人能力评估量表使用及技巧的能力。

素质(思政)目标:

培养学生遵循以下原则

(1)医学伦理　老年人因身体的退行性改变,存在多系统、多脏器的多种慢性疾病,治疗应以病人为中心,治疗方案以有利、安全为原则。对评估员的要求是保密,并对被评估对象施以健康指导和人文关怀。

(2)家庭伦理　家庭功能对老年人至关重要。家庭成员是照顾老年人的主要力量,缺乏良好的家庭互动将加速老年人功能退化。在评估过程中,特别注意老年人和家庭成员沟通交流情况和社会参与情况。可根据评估结果给予家庭成员恰当的指导建议。

139

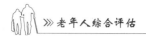

（3）社会伦理　老年人的社会与文化价值观、个人信仰是维持老年人生命力的重要因素，对于很少出门的老人，要鼓励家庭成员多陪同老人外出，参与社区活动，为老年人的宗教信仰提供方便。

项目一　老年人能力评估基础

 任务情境

家属的误解

周奶奶，67岁，左侧偏瘫，老伴去世后，独居，子女不放心老人独自在家，想让老人入住养老机构。来到机构后，家属询问入住价格，前台人员告知家属具体的收费标准是要对老人进行评估后，确定能力等级来划分收费标准。家属不解道："我家老太太年龄还不是太大，生活也能自理，这不用评估也知道是最低收费标准吧。"

 任务分析

家属不能理解入住机构为什么还要进行评估，家属只是从年龄、活动等片面的几个方面来判断周奶奶的能力等级，这是远远不够的。面对不理解的家属，我们需要向他们介绍老年人能力评估的基本知识。

 任务实施

实施步骤		具体内容
工作准备		1. 环境准备：安静、整洁、光线明亮、空气清新、温度适宜。
		2. 评估员准备：穿戴整齐，修剪指甲，七步洗手法洗净双手，已充分了解老年人能力评估基础知识。
		3. 老年人准备：老人配合评估。
		4. 物品准备：老年人能力评估表。
任务分配	任务一：认识老年人能力评估基本情况	1. 了解老年人能力评估定义； 2. 明确评估基本原则、对象； 3. 明确评估内容； 4. 介绍老年人能力评估组织及人员。
	任务二：明确老年人能力评估标准	1. 确定评估时间； 2. 准备评估环境； 3. 熟知询问方法及顺序。

实施步骤	具体内容
整理记录	1. 整理物品； 2. 洗净双手，记录来访人员。
明确评估员职责	1. 遵守《标准》原则，按照评估要求、判断方法、注意事项等内容，公正、客观地对老年人进行评估； 2. 正确操作老年人能力评估系统，按填写要求，正确填写被评估者基本信息、22项评估任务的评估结果，确保最终提交的评估内容准确无误； 3. 若遇到特殊情况，无法准确地判断、选择合适的选项时，在"特别事项记载"中如实写明被评估者的具体情况，为评估小组组长提供参考判断的依据； 4. 若涉及评估表内容以外，且评估员认为有可能影响到老年人身心健康的因素时，例如：居住环境靠近嘈杂的市场，需要长期照顾瘫痪的子女等，须在"特别事项记载"中如实写明被评估者的具体情况，为评估小组组长提供参考判断的依据； 5. 在职中或离职后，除规定可公开的范围，评估员不得对外泄露、利用一切与老年人能力评估的相关信息数据，切实保护公民的个人隐私； 6. 评估员能力要求：观察能力、沟通能力、表达能力、分析能力。

任务一　认识老年人能力评估基本情况

步骤一：了解老年人能力评估定义

老年人能力评估由专业机构、人员，按照国家法律法规及政府相关政策文件要求，根据特定目的，遵循公平、公正、客观、科学的原则，按照一定程序（评估流程），选择适当的评估方法对任务执行的过程和结果进行有效的评判过程。

具体来讲是由专业的评估人员，对需要接受养老评估服务的老年人，分别从日常生活活动、精神状态、感知觉与沟通、社会参与四个方面，对老年人的能力进行综合评估，确定老年人能力初步等级。再结合老年人过往疾病史、近期发生意外时间等因素，确定老年人能力评估最终等级。最终划分为能力完好、轻度失能、中度失能和重度失能。

步骤二：明确评估基本原则、对象

（一）评估原则（民政部）

1. 权益优先，平等自愿

坚持老年人权益优先，把推进养老服务评估工作与保障老年人合法权益，把社会服务和社会优待结合起来。坚持自愿平等，尊重接受评估的每位老年人的意愿，加强隐私保护。

2. 政府指导，社会参与

充分发挥政府在推动养老服务评估工作中的主导作用。进一步明确部门职责，建立完善的资金人才保障机制。充分发挥和依托第三方评估机构专业性优势,以政府购买服务等方式,支持专业评估机构,特别是本地具备一定能力的公益性社会组织,承接养老服务评估等工作。

3. 客观公正,科学规范

坚持以民政部于2013年发布的《标准》为唯一工具,统一工作规程和操作要求,保证结果真实准确。坚持中立公正的立场,客观真实地反映老年人能力等级和服务需求。

4. 试点推进,统筹兼顾

强化社会监督,提升评估工作的社会参与度和公信力。

(二)评估对象

1. 当地户籍人口中申请领取养老服务补贴的60周岁以上老年人,包括重点优抚对象、低保、五保家庭中60周岁以上失能、失智、高龄、独居和失独老人等;

2. 当地户籍人口中计划入住公办养老机构的散居城市"三无"、农村五保老年人;

3. 入住享受政府运营补贴养老机构的老年人;

4. 其他享受政府购买养老服务的老年人;

5. 各地结合实际确定的其他老年人。

步骤三:明确评估内容

(一)身份特征。主要包括姓名、年龄、性别、户籍地、家庭住址、婚姻状况等。

(二)经济状况。结合低保和社会救助情况,对评估对象及家庭经济收入情况的调查评估,按照当地居民平均生活水平和养老服务补贴相关政策,评估是否符合领取养老服务补贴或提供援助服务条件。

(三)居住状况。通过对评估对象居住状况的调查,区分为孤寡、独居,与配偶、子女、亲友同住等状况,掌握评估对象的生活照护责任人及照护情况等。

(四)能力状况。通过查看核实评估对象的健康证明等材料、与评估对象直接交流和主要指标的评估,做出能力完好、轻度失能、中度失能、重度失能的能力等级判断。

(五)服务意愿。通过与评估对象或其家庭成员面谈、走访,了解评估对象选择居家或机构养老的意愿。对选择居家养老服务的,区分为生活照料服务、医疗保健服务、紧急救助服务或其他服务等;对选择机构养老服务的,区分为生活自理服务、介助服务、介护服务。

步骤四:介绍老年人能力评估组织及人员

(一)以政府购买服务等方式委托第三方评估机构(组织)实施评估工作。

开展能力评估的社会机构(组织)需符合以下条件:

① 具备企业、事业或社会组织法人资格,开展养老服务相关业务,独立开展能力评估,或在内部设置独立的评估部门;

② 专职评估人员5人以上,具备主责评估员条件的3人以上;

③ 获得民政部门的资格认证或委托。

根据《老年人照顾需求等级评估规范》DB4401/T1-2018规定：

评估机构应依法设立，且有评估力量的专业机构。其中，评估力量是指评估机构应拥有执业（助理）医师、执业护士、康复治疗师、助理（中）级社会工作师、高级养老护理员人数不少于5名；其中执业（助理）医师应不少于1名、执业护士应不少于1名、助理（中）级社会工作师应不少于1名。

评估机构应具有开展评估工作所需的场所和设施设备，必要时可以提供上门评估服务。

每次评估应由2名评估员同时进行，其中至少有1名执业医师或中级职称以上护士。

（二）评估人员应具备以下条件

① 具有医学或护理学学历背景，或获得社会工作师资格，或获得高级养老护理员资格；

② 具有高中或中专以上学历；

③ 经过省或市评估知识技能专门培训，考核成绩合格；

④ 最近一年内未在评估工作中因严重失职、弄虚作假等原因受过处罚。

间断评估工作时间超过1年的，再次从事评估工作前应重新参加培训考核。

任务二 明确老年人能力评估标准

步骤一：确定评估时间

（一）动态评估

老年人能力评估应为动态评估，包括：接受养老服务前的初始评估、接受养老服务后的定期评估（每6个月定期评估一次）、状况发生变化后的即时评估以及对结果有疑问时的复评。

从评估时间上可分为首次评估（准入评估）和持续评估（跟踪式评估）。

（二）评估日程的调整、确定

评估员需提前与提出申请的老年人本人、代理人或监护人取得联系，调整、确定实施能力评估日期；

原则上，能力评估需在成功受理老年人的申请资料起30日内完成。若评估的实施因不可抗因素造成延期，也需尽可能不影响后续审核工作；

评估过程中需与老年人本人及其主要照护者、家属进行沟通，尽可能选择至少有一名家属在场的时间进行评估。若无家属陪同，须在"特殊事项"中如实写明。

步骤二：准备评估环境

评估环境应安静、整洁、光线明亮、空气清新、温度适宜。

至少有 3 把椅子和 1 张诊桌、4—5 个台阶，供评估使用。台阶的踏步宽度不少于 0.3 米，踏步高度 0.13～0.15 米，台阶有效宽度不应小于 0.9 米。

评估场所的选择、确定

1. 原则上，评估尽可能在老年人日常居住场所完成，例如家、医院、社区卫生站等。若日常居住场所与申请资料中所填写的地址不同，评估员必须提前进行核实。

2. 在除"家"以外的场所，如医院、养老机构等，必须与相关负责人员进行沟通，核实、确定老年人平常是否生活在这里。同时，在核实沟通过程中，加强对老年人隐私的保护。

3. 若使用老年人能力评估软件等信息化工具进行评估，则必须事前对评估场所的网络覆盖状况进行调查、测试，确保系统正常运行。

项目二　老年人能力评估量表使用及技巧

任务情境

不配合评估的王爷爷

王爷爷，78 岁，子女均在外地工作，无法照顾周全，打算让老人入住养老机构，已经递交了评估申请。评估组接到评估任务入户进行评估，爷爷知道评估组的来意后，表现的不是很高兴，整个的评估进行的也不是很顺利，尤其问到一些敏感话题时，王爷爷就更不开心了。

任务分析

通过王爷爷的表现，我们分析一下他情绪变化的原因可能会有：子女未与老人沟通，老人对养老机构有抵触心理；评估员在询问信息时未选用合适的评估技巧，尤其是一些敏感话题引起了老人反感。作为评估员，在对老人进行能力评估时要学会一定的评估技巧，整体把握好评估流程，才能让评估有效进行。

任务实施

实施步骤		具体内容
工作准备		1. 环境准备:安静、整洁、光线明亮、空气清新、温度适宜。
		2. 评估员准备:穿戴整齐,修剪指甲,七步洗手法洗净双手,核对老人信息,向老人讲述本次评估的目的等。
		3. 老年人准备:老人配合评估。
		4. 物品准备:至少有 3 把椅子和 1 张诊桌,4~5 个台阶,供评估使用。台阶的踏步宽度不少于 0.3 米,踏步高度 0.13~0.15 米,台阶有效宽度不应小于 0.9 米。
任务分配	任务一:填写"老年人能力评估基本信息表"	1. 明确使用原则; 2. 使用方法及技巧。
	任务二:"老年人能力评估表"进行逐项评估	1. 日常生活活动评估表(ADL)使用及技巧; 2. 精神状态评估表使用及技巧; 3. 感知觉与沟通评估表使用及技巧; 4. 社会参与评估表使用及技巧。
	任务三:确定老年人能力等级	1. 正常判断情况; 2. 特殊判断情况; 3. 能力评估结论-补充评估信息。
签字确认		评估员进行确认,并签名,同时,请信息提供者签名。
注意事项		1. 评估时可使用生活化的语句进行询问; 2. 老年人作答速度缓慢时,做到不催促、不强迫、不诱导,耐心聆听; 3. 每个评估员可根据自己的经验和实际情况,结合肢体语言、文字书写等多种形式循循善诱,营造轻松的作答氛围; 4. 评估员可根据实际情况决定评估任务的询问顺序,并没有硬性要求需要按照评估表顺序照本宣科; 5. 若遇到老年人无理由不配合评估工作时,可先与老年人所在地区民政单位进行沟通,视情况做出调整处理。严重时,可将该老年人能力评估申请做无效处理。

任务一　填写老年人能力评估基本信息表

步骤一:明确使用原则

(一) 重视基本信息表

1. 为能力评估提供大量的信息。

2. 增强询问或测试的针对性,避免遗漏或失误。

(二) 最好由老人或家人提前填写

1. 在进行能力评估前有基本的了解。

2. 有些信息无法当面询问。

步骤二:使用方法及技巧

A.1 姓名	
A.2 评估编号	□□□□□□□
A.3 评估基准日期	□□□□年□□月□□日
A.4 评估原因	1 第一次评估 2 常规评估 3 状况变化后重新评估 4 其他_____
A.7 身份证号	□□□□□□□□□□□□□□□□□□
A.8 社保卡号	□□□□□□□□
A.20 联系人姓名	
A.21 联系人电话	

注意事项:确保以上信息准确

A.6 出生日期	□□□□年□□月□□日
A.13 居住情况	1 独居 2 与配偶/伴侣居住 3 与子女居住 4 与父母居住 5 与兄弟姐妹居住 6 与其他亲属居住 7 与非亲属关系的人居住 8 养老机构 □

A.16 疾病诊断	A.16.1 痴呆	0 无 1 轻度 2 中度 3 重度 □
	A.16.2 精神疾病	0 无 1 精神分裂症 2 双相情感障碍 3 偏执性精神障碍 4 分裂情感性障碍 5 癫痫所致精神障碍 6 精神发育迟滞伴发精神障碍 □
	A.16.3 慢性疾病	

A.17 近30天内意外事件	A.17.1 跌倒	0 无 1 发生过1次 2 发生过2次 3 发生过3次及以上 □
	A.17.2 走失	0 无 1 发生过1次 2 发生过2次 3 发生过3次及以上 □
	A.17.3 噎食	0 无 1 发生过1次 2 发生过2次 3 发生过3次及以上 □
	A.17.4 自杀	0 无 1 发生过1次 2 发生过2次 3 发生过3次及以上 □
	A.17.5 其他	

注意事项:以上内容可以为能力评估提供线索。且对最终的评估结果有直接影响。

建议同时观察和询问以下内容:

(1) 原职业:帮助判断社会参与能力。

（2）住房条件：影响对能力的判断、楼层、有无电梯、室内是否有厕所、室内是否有洗浴设备。

任务二 逐项评估

步骤一：日常生活活动评估表（ADL）使用及技巧

日常生活活动：老人为独立生活而每天必须反复进行的、最基本的、具有共同性的身体动作群。这个能力的丧失也标志着老年人独立生活时期的结束。

各个评估项的分值情况：

分值为 15 分：床椅转移、平地行走；

分值为 10 分：进食、穿衣、小便控制、大便控制、如厕、上下楼梯；

分值为 5 分：洗澡、修饰；

日常生活活动分级一览表

评估等级	评估状态	评估分值
0	能力完好	总分 100 分
1	轻度受损	总分 65～95
2	中度受损	总分 45～60
3	重度受损	总分≤40 分

1. 进食：用餐具将食物由容器送到口中、咀嚼、吞咽的过程

评估指导语：询问老人"您可以自己吃饭吗？"或询问家属或照护者"老人吃饭需要帮忙吗？"

注意事项：做好、端来、弄细、碎、糊状、收拾、刷碗均不考核。有些情况下吃饭需要刚开始一两口需要看护人员喂食，之后老年人可正常进食的，且一天大部分情况下都可以自主进食的按照独立进食考虑。

评估结论	得分	评估重点
可自己独立进食（全面自理）	10 分	① 30 分钟内完成 ② 能穿脱辅具、自助具完成用餐（弹性筷子、改造勺、叉、吸盘） ③ 洒或漏＜30％
需要部分帮助	5 分	① 辅具、自助具戴、脱、挪、餐具的把持，开瓶盖、剥蛋皮等需要辅助 ② 漏饭、洒饭在 30％以上 ③ 需诱导、提示、监护下才能完成 ④ 只能用手抓着吃或需把食物放勺上
极大帮助或依赖	0 分	① 辅助用餐 30 分钟内也不能完成 ② 用餐过程需完全辅助 ③ 鼻饲

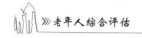

2. 洗澡：包括洗澡的全过程

评估指导语：询问老人"您可以自己洗澡吗？"或询问家属或照护者"老人洗澡需要他人帮忙吗？"

注意事项：评分与洗澡方式、浴池种类、更衣、搓背、移动、放好热水、准备物品、特殊用具都无关。

注：老人有认知功能障碍，虽清醒时可用毛巾洗净身体，但是在发病时需要他人帮助，依然判定为 0 分。

评估结论	得分	评估重点
准备好洗澡水后，可自己独立完成洗澡过程	5分	能洗身、洗头发及洗后处理（安装扶手、靠背、座椅，可以使用特制助具，只要能完成）
洗澡过程中需他人帮助	0分	① 需要辅助、监督、提示 ② 清洁执行过程艰难、清洁度不佳 ③ 机械浴

3. 修饰：包括洗脸、梳头、刷牙、剃须及化妆，指 48 小时内情况

评估指导语：询问老人"您可以自己洗脸、刷牙、梳头吗？"或询问家属或照护者"老人洗脸、刷牙、梳头等日常修饰活动需要他人帮忙吗？"

注意事项：不包括场所、移动、剪指甲等动作行为后的打扫，情绪问题。（浴后擦头可替代梳头）

注：如老年人没有头发，定期擦拭头部也是评估判断标准

评估结论	得分	评估重点
可自己独立完成	5分	③ 洗手；洗、擦脸　② 刮脸、清洁 ③ 能梳头发　④ 义齿　⑤ 能刷牙
需他人帮助或需监护、提醒方能完成的	0分	以上情况需要部分或全辅助下完成 以上情况需要监护、提醒的 无法清洁干净，需他人协助的 卧床的无洗漱习惯或只漱口的 头发过短，浴后不能擦干头发

4. 穿衣

"上身"包括腰部以上的内、外衣，假肢或矫形器

"下身"指的是内、外裤、裙、鞋、假肢或矫形器

评估指导语：询问老人"您可以自己穿脱衣服和鞋袜吗？"或询问家属或照护者"老人可以自己穿脱自己的衣服和鞋袜吗？"

注意事项：动作要点：穿、脱、套袖子、套裤腿、上提裤（裙）、系扣、拉拉链、系鞋带。

注意要点：穿衣前的挑选、搭配、传递衣物等不在评分内。

评估结论	得分	评估重点
可自己独立完成	10分	无须帮助,自己穿、脱任何衣服、裤子、系鞋带及支具。即便在袜子或裤子上系环或圈等被改造过的衣服,只要在20分钟内完成不影响得分
需部分帮助(能自己穿脱,但需他人帮助整理衣物、系扣/鞋带、拉拉链)	5分	① 需别人帮助,但自己能完成一半以上。 ② 需排好顺序,按指令完成的。 ③ 诱导、提示或监护下才能完成。 观察:着装拉链、纽扣、正反
需极大帮助或完全依赖他人	0分	含需要套袖管、套裤管的

5. 大便控制:老年人有自主意识、可控制排便、无排泄障碍

排泄障碍:排便失禁,直接在裤子里排便、随地大便、摆弄排泄物,把排泄物抹到衣服、被褥、墙壁等地方。

评估指导语:询问老人"您有没有大便拉在裤子上的情况? 若有这种情况一般多长时间发生一次?"或询问家属或照护者"老人是否会把大便拉在裤子上? 若有这种情况一般多长时间发生一次?"

注意事项:如果是由于行动缓慢导致的大便失禁,则需要进一步询问有无排便意识,如果有意识则为偶尔失控;由于通便药物原因,则为可控制大便。

评估结论	得分	评估重点
可自己控制大便	10分	无他人任何帮助下,能独立完成或无须他人帮助,可以使用辅助工具完成。
偶尔失控(每周平均<1次)或需要他人提示	5分	偶尔失控(每周平均<1次),或需要他人提示;由于腹压或去厕所途中失禁,有控制意识,但每周≤1次。
完全失控	0分	经常失禁,肢体功能不好需辅助穿脱、擦拭或清洁的;排便障碍、疾病需人工取便。

6. 小便控制:老年人有自主意识可控制排尿、无排泄障碍

排泄障碍:尿失禁,直接在裤子里排尿、随地小便、摆弄排泄物,把排泄物抹到衣服、被褥、墙壁等地方。

评估指导语:询问老人"您有没有小便拉在裤子上的情况? 若有这种情况一般多长时间发生一次?"或询问家属或照护者"老人是否会把小便拉在裤子上? 若有这种情况一般多长时间发生一次?"

评估结论	得分	评估重点
可自己控制小便,无须提醒、帮助。	10分	无他人任何帮助下,能独立完成
偶尔失控,或需要他人提示或帮助	5分	由于腹压或去厕所途中失禁(每天<1次,但每周≥1次)
完全失控,或留置导尿管	0分	经常尿失禁或(尿淋漓),穿纸尿裤的。 依赖工具或完全需要他人帮助的;有排便障碍的

7. 如厕包括去厕所、解开衣裤、擦净、整理衣裤、冲水

评估指导语:询问老人"您可以自己去上厕所吗？需不需要别人帮忙？"或询问家属或照护者"老人是否可以单独去上厕所,是否需要他人帮助？"

注意事项:评估此项时判断标准与厕所种类无关。

评估结论	得分	评估重点
可自己独立完成	10分	无他人任何帮助下,能独立完成。
需部分帮助(搀扶去厕所、帮忙冲水或整理衣裤等)	5分	① 体干的支持,穿脱裤子、便后处理均需辅助 ② 排便刺激需辅助 ③ 常常弄翻尿容器
需极大帮助或完全依赖他人	0分	全辅助＊特殊时期除外＊

8. 床椅转移:从床到轮椅然后回来的全过程,距离在 1.1M 以上

评估指导语:询问老人"您能自己从床上挪到椅子上吗？"或询问家属或照护者"老人是否可以从床上挪到椅子上？"

注意事项:如老人白天可以独立完成,晚上基于安全考虑需要看护人员搀扶完成转移,可同等视为可独立完成。

评估结论	得分	评估重点
可自己独立完成	15分	① 能独立翻身、起坐,能从床到椅及从椅到床的移动; ② 能乘坐轮椅。
需部分帮助(需他人搀扶或使用拐杖)	10分	上述动作小部需帮助或使用拐杖。
需极大帮助(较大程度上依赖他人搀扶和帮助)	5分	能翻身、起坐,但移乘需要辅助。
需极大帮助或完全依赖他人	0分	完全依赖他人

9. 平地行走:从双脚站立的状态开始,连续步行 45 米的行为能力

评估指导语:询问老人"您能自己在平地上走 45 m 的距离吗？"或询问家属或照护者"老人是否可以独立在平地上走 45 m 的距离？"

注意事项:步伐的幅度、频率及速度与评估标准无关;对于失去双脚要靠双手完成移动时,视为完全依赖他人。

评估结论	得分	评估重点
可自己独立在平地上行走 45 米	15分	能自行穿脱、使用支具。(导盲用手杖除外)
需部分帮助(因肢体残疾、平衡能力差、过度衰弱、视力等问题,在一定程度上需他人的搀扶或使用拐杖、助行器等辅助用具)	10分	① 穿脱支具或步行需要辅助或诱导、使用拐杖、助行器; ② 驾驶轮椅能够拐弯、转换方向且能到床、桌子等处。

（续表）

评估结论	得分	评估重点
需极大帮助（肢体残疾、平衡能力差、过度衰弱、视力等问题，较大程度上依赖搀扶，或坐在轮椅上自行移动）	5分	① 不能步行，但能驱动轮椅（包括电动轮椅）45 M 以上； ② 辅具加搀扶或使用步行器能步行 45M 以上。
完全依赖他人	0分	① 不能驱动轮椅 45 M； ② 使用电动轮椅平衡不好，需要监护。

10. 上下楼梯：可以独立连续完成上下 10～15 个台阶的行为能力

评估指导语：询问老人"您能否独自上下楼梯？"或询问家属或照护者"老人是否可以独自上下楼梯？"

注意事项：步伐的幅度、频率及速度与评估标准无关；老人在接受康复训练时的行为能力与否不在本评估任务判定标准范围内。

评估结论	得分	评估重点
独立上下楼梯	10分	无他人任何帮助下，不借助任何支撑器械（拐杖）能独立完成连续上下 10～15 个台阶（不包括导盲棍）或无须他人帮助，可以使用支具独立完成。
需部分帮助	5分	穿脱支具和平地行走需要他人在旁监护、提示；或依赖拐杖、楼梯扶手、墙壁等支撑可以完成或一手用辅助工具、一手需要他人搀扶、支撑时可以连续行走。
需极大帮助或完全依赖他人	0分	使用拐杖、助行器、墙壁、扶手已经无法完成行走，必须由他人搀扶，支撑身体才可以完成连续行走。常年卧床、重度昏迷或因疾病等原因医生不建议站立行走。

步骤二：精神状态评估表使用及技巧

个体在认知功能、行为、情绪等方面的表现。

精神状态分级一览表

评估等级	评估状态	评估分值
0	能力完好	总分 0 分
1	轻度受损	总分 1 分
2	中度受损	总分 2～3 分
3	重度受损	总分 4～6 分

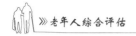

1. **认知功能**：指学习、研究、理解、概括、分析的能力。

测试问题	注意事项
"我说三样东西，请您重复一遍，请您记住，一会儿我会再问您" 苹果、手表、国旗	吐字清楚，每样东西1秒钟，每样东西只说一遍，不得重复。
画钟测验：请在这儿画一个圆形时钟，在时钟上标出10:45分 （需要在10分钟以内完成）	CDT(clock drawing test)指令画钟试验：反映了认知情况，如理解力、计划性、视觉记忆、视空间能力等等 1. 通常是先让受试者画一个圆表示表盘； 2. 再让受试者在表盘上填上所有的数字； 3. 最后受试者标出10点45分。 必须严格逐字遵照指令，避免"指针、时针、分针"之类的词汇，因为这些词可能提供提示受试者一些线索而掩盖受试者抽象能力的受损
回忆词语："现在请您告诉我，刚才我要您记住的三样东西是什么？"	不必按顺序

评估标准	得分
画钟正确（画出一个闭锁圆，指针位置准确），且能回忆出2~3个词	0分
画钟错误（画的圆不闭锁，或指针位置不准确），或只回忆出0~1个词	1分
已确诊为认知障碍，如老年痴呆＊（无法完成本测试的）	2分

2. **攻击行为**：是以伤害另一生命的身体或心理为目的的行为，即对他人的敌视、伤害或破坏性行为。包括身体、心理或言语等方面。

判断依据：① 已经伤害到他人或有伤害他人为目的行为。

② 身体攻击：如打、踢、推、咬、抓及摔东西等。

③ 语言攻击：如骂人、语言威胁、尖叫等。

评估指导语：询问家属或照护者"老人近一周内是否有身体攻击或者骂人的行为，若有一周有几次？"

评估标准	得分	注意事项
无身体攻击行为（如打/踢/推/咬/抓/摔东西）和语言攻击行为（如骂人、语言威胁、尖叫）	0分	① 只需关注行为本身是否发生，而不是行为背后的意图。例如：家属已习惯，可以淡化。 ② 请注意观察申请人在其家属向其提供照护时的反应。 ③ 如有可能，最好避开申请询问照护者。
每月＜4次身体攻击行为，或每周＜7次语言攻击行为	1分	
每周≥4次身体攻击行为，或每周≥7次语言攻击行为	2分	

3. **抑郁表现**：唉声叹气、苦恼忧伤、兴趣减退、精力下降、显著和持久的情绪低落、思维缓慢、语言动作减少迟缓、度日如年、生不如死之感，悲哀、自责等表现。

"三无"症状:无望、无助和无用,同时伴有自杀观念和行为。

抑郁特点:(1)老年抑郁症常伴随疑病症状、躯体不适、焦虑等症状。

(2)老年抑郁症起病前多有生活大事件。

(3)老年抑郁症常伴有自杀的危险性高。

评估标准	得分	注意事项
过去的两周内完全没有情绪抑郁症状	0分	1. 与申请人谈话来进行评估; 2. 表述不明的,细心观察,结合向护理者了解情况(既包括评估当天,也包括之前14天内情绪情况,)(做好预备功课了解老人文化背景、表现、原因。最好先告知涉及情绪方面的问题,征求是否愿意回答,尊重老人的意愿)
情绪低落、不爱说话、不爱梳洗、不爱活动的(只要在过去14天内出现任何项)	1分	
有自杀念头或自杀行为(在前两条基础上)	2分	

步骤三:感知觉与沟通评估表使用及技巧

个体在意识水平、视力、听力、沟通交流等方面的能力。

感觉器官的对客观事物的反映包括:视觉、听觉、嗅觉、味觉、触觉所获得的客观事物形状与色彩、声音、气味、味道等。

感知觉与沟通分级一览表

评估等级	评估状态	评估标准
0	能力完好	意识清醒,且视力和听力评为0或1,沟通评为0分
1	轻度受损	意识清醒,但视力或听力中一项评为2,或沟通评为1分
2	中度受损	意识清醒,但视力或听力中一项评为3,或沟通评为2 嗜睡,视力或听力评估3及以下,沟通评估为2及以下
3	重度受损	意识清醒或嗜睡,但视力或听力中至少一项评为4或沟通评为3

注:昏睡/昏迷,无须任何评估直接评估为重度受损

1. 意识水平

人脑对内外表象的觉察得到的心理活动

① 环境的认知——对时间、地点和人物的定向力,进行分析、综合、判断、推理等思维过程。

② 自知力——对自己的姓名、性别、年龄、住址、职业等任务的确认

意识障碍:意识清晰度的下降、范围缩小及内容的变化。如:嗜睡、昏睡、昏迷、朦胧状态、谵妄等。

评估标准	得分
神志清醒,对周围环境警觉	0分
嗜睡表现: ① 为睡眠状态,时间过度延长。 ② 呼唤或推动肢体时可唤醒,基本能正确交谈或执行指令,定向力基本完整。 ③ 停止刺激后又继续进入睡眠状态。 ④ 是意识障碍的早期表现,意识清醒水平下降,精神萎靡,动作减少。	1分
昏睡表现: ① 较深睡眠状态。 ② 一般的外界刺激不能醒,较强烈的刺激可有短时的意识清醒,醒后可简短、模糊作答,答非所问。 ③ 当刺激减弱后又很快进入睡眠状态。 ④ 环境意识及自我意识均丧失。	2分
昏迷表现: ① 对刺激无意识反应,无法唤醒。 ② 浅昏迷:意识大部分丧失,声光刺激无反应,对疼痛刺激有回避和痛苦表情;有较少的无意识自发动作,存在角膜反射、瞳孔对光反射、咳嗽反射、眼球运动和吞咽反射等。 ③ 中昏迷:强烈刺激微弱防御反应,角膜及瞳孔对光反射迟钝,眼球不动、四肢瘫痪状态。 ④ 深昏迷:意识完全丧失,各种反射均消失。	3分

注:若评估为昏迷,直接评估重度失能,以下任务不用评估

2. 视力:视力是指视网膜分辨影像的能力。

① 光线充足的环境下,辨认物体的能力。

② 若平日带老花镜或近视镜,应在佩戴眼镜的情况下评估。

③ 若老年人不识字或者是半文盲,字体大小一致的任何文字、日期或页码等数字,评估结果视为"有效"。

评估指导语:询问老人"您现在视力怎么样,能看的见报纸上的字吗?"或询问家属或照护者"老人平时看报吗,看字看得见吗?"

评估标准	得分
能看清书报上的标准字体距离 30 cm	0分
能看清楚大字体,但看不清书报上的标准字体	1分
视力有限,看不清报纸大标题,但能辨认物体	2分
辨认物体有困难,但眼睛能跟随物体移动,只能看到光、颜色和形状	3分
没有视力,眼睛不能跟随物体移动	4分

若老年人患痴呆,无法与其进行沟通时,该如何进行评估?

评估员可在距老人眼睛 30 cm 的位置伸出手指,然后先向左移动再向右移动,若老年人的眼睛能准确跟随手指移动,则判为视力严重下降(3分),若不能,则判定丧失视力(4分)。

3. 听力:是指启动听觉器官,接收语音、声音信息的一种能力。

① 在安静的环境下观察、测试

② 若平时佩戴助听器，应在佩戴助听器的情况下评估

评估指导语：询问家属或照护者"老人的耳朵听得清别人说的话吗？"

注意事项：该任务的评估不局限于评估任务本身的过程，有部分老年人会对熟悉的声音有比较明显的反应，要注意观察，以验证评估的准确性。

评估标准	得分
可正常交谈，能听到电视、电话、门铃的声音	0 分
在轻声说话或说话距离超过 2 米时听不清	1 分
正常交流有些困难，需在安静的环境或大声说话才能听到	2 分
讲话者大声说话或说话很慢，才能部分听见	3 分
完全听不见	4 分

4. 沟通交流：

人与人之间交换意见观点、需求或情感的过程，通过语言和非语言行为来完成的。无论是手势、文字、习惯动作只要能理解信息就可。

评估指导语：询问家属或照护者"老人平时会与你们沟通吗？你们说的话老人能够理解吗"注意事项：沟通交流的方式不限，可使用口头交流、书面信息、手语等，只要能够准确理解信息，表达自身意愿即可；为了准确了解老年人实际情况，可咨询家属或直接照护者，以做出合理的判断。

评估标准	得分
无困难，能与他人正常沟通和交流	0 分
能够表达自己的需要及理解别人的话，但需要增加时间或给予帮助（家属、护工提示下，增加时间方可沟通交流）	1 分
表达需要或理解他人话语有困难，需频繁重复或简化口头表达。文字表达不通、重复，意图不清、断章取义需提示，简单的疼、饿、走。	2 分
不能表达需要或理解他人的话；含糊其词，意图不明	3 分

步骤四：社会参与评估表使用及技巧

老人与周围人群和环境的联系与交流的状态，社会活动的参与程度、自身感受等信息。包括生活能力、工作能力、时间/空间定向、人物定向、社会交往能力。

社会参与分级一览表

评估等级	评估状态	评估标准
0	能力完好	总分 0～2 分
1	轻度受损	总分 3～7 分
2	中度受损	总分 8～13 分
3	重度受损	总分 14～20 分

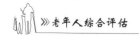

1. 生活能力：

评估老年人使用器具从事日常生活活动的能力。

如：饮食、洗漱、穿戴、二便以生活自理能力判定结果为准。

做饭指的烹饪、使用微波炉等电器加热饭菜、泡方便面等方便食物，不包括食材的购买，及餐后的整理收拾。

购物指的是挑选、购买食物、日用品等日常消耗品，准确支付相应金额的行为能力，包括网购、电视购物、电话购物等。

评估标准	得分
除个人生活自理外（如饮食、洗漱、穿戴、二便），能料理家务（如做饭、洗衣）或当家管理事务	0分
除个人生活自理外，能做家务，但欠好，家庭事务安排欠条理（能做但不做除外）	1分
个人生活能自理；只有在他人帮助下才能做些家务，但质量不好	2分
个人生活事务（如饮食、二便）基本能自理，在督促下可洗漱	3分
个人基本生活事务（如饮食）需要部分帮助或完全依赖他人帮助	4分

2. 工作能力：

工作能力是指对一个人担任一个职位的一组标准化的要求，用以判断是否称职。这包括其知识、技能及行为是否能够配合其工作。脑力工作和体力工作都属于本任务内容范畴内。

评估指导语：询问老人"您在退休前是做什么工作的呢？每天做些什么事情？是您一个人还是很多人一起呢？"

注意事项：评估员在询问时要根据互动和观察获得合理判断；询问时要注意问题尽量简洁明确，不要刻意打断老人的回答；在询问后要与家属核实正确性。

评估标准	得分
原来熟练的脑力工作或体力技巧性工作可照常进行	0分
原来熟练的脑力工作或体力技巧性工作能力有所下降	1分
原来熟练脑力工作或体力技巧性工作明显不如以往，部分遗忘	2分
对熟练工作只有一些片段保留，技能全部遗忘	3分
对以往的知识或技能全部磨灭	4分

3. 定向力：

定向力指一个人对时间、地点、人物及自身状态的认知能力。

人物定向：指对周围环境中人物的身份（姓名、年龄）和与自己关系的辨识能力。

熟人：指家族亲戚和保持亲戚接触的外部人员。

生人：指普通外部人员和陌生人。

保护人：指老年人同住或每周往来至少3次的法定监护人。

人物定向评估标准	得分
知道周围人们的关系,知道祖孙、叔伯、姑姨、侄子侄女等称谓的意义;可分辨陌生人的大致年龄和身份,可用适当称呼	0 分
只知家中亲密近亲的关系,不会分辨陌生人的大致年龄,不能称呼陌生人	1 分
只能称呼家中人,或只能照样称呼,不知其关系,不辨辈分	2 分
只认识常同住的亲人,可称呼子女或孙子女,可辨熟人和生人	3 分
只认识保护人,不辨熟人和生人	4 分

4. 社会交往能力:包括 6 个方面,即社会适应能力、人际感受能力、人事记忆力、人际理解力、人际想象力、风度和表达力。

评估标准	得分
社会适应能力	懂得改变自己的态度、价值观,接受和遵从新环境的社会规范和准则,主动做与社会相符的行为或改变环境适合自身需要的能力。 体现为会主动(自发组织、召集人员)或被动(如被单位领导要求)参加除家族成员以外的成员构成的集体活动(至少 3 人以上)。
人际感受能力	对他人的感情、动机、需要、思想等内心活动和心理状态的感知能力,以及对自己言行影响他人程度的感受能力。
人事记忆力	记忆与交往对象及其交往活动相关的一切信息的能力,如:交往对象的形象特征、交往情景、交往内容等。
人际理解力	理解他人思想、感情与行为的能力。通过他人的语言、语态、动作等理解并分享他人的观点,抓住他人未表达的疑惑与情感。把握他人的需求,并采取恰如其分的语言帮助自己与他人表达情感。
人际想象力	从对方的地位、处境、立场思考问题,评价对方行为的能力。也就是设身处地为他人着想的能力。
风度和表达力	举止、谈吐得当,真挚、友善、富于感染力的情感表达能力。

评估标准	得分
参与社会,在社会环境有一定的适应能力,待人接物恰当 满足"社会交往能力"定义中所描述的"六大能力"中 5 项以上(含 5 项)要求	0 分
能适应单纯环境,主动接触人,初见面时难让人发现智力问题,不能理解隐喻语(过河拆桥、画饼充饥、卸磨杀驴) 满足"社会适应能力""人事记忆力""风度和表达力"要求(至少 2 项) 但不满足"人际感受能力""人际理解力""人际想象力"中所描述的要求	1 分
脱离社会,可被动接触,不会主动待人,谈话中很多不适词句,容易上当受骗 满足"社会适应能力""人事记忆力"的部分要求(可被动参与活动、能辨认对方的形象特征) 但不满足"人际感受能力""人际理解力""人际想象力""风度和表达力"	2 分
勉强可与人交往,谈吐内容不清楚,表情不恰当 满足"社会适应能力"所描述的部分要求(可被动参与活动)。其他均不满足要求	3 分
难以与人接触 6 大能力的要求均不满足	4 分

任务三　确定老年人能力等级

步骤一：正常判定情况

能力等级	日常生活活动	精神状态				感知觉与沟通				社会参与			
		0	1	2	3	0	1	2	3	0	1	2	3
0 能力完好	■0	■				■				■			
	1												
	2												
	3												
1 轻度失能	■0		■	■						■			
	■1		■	■						■			
	2												
	3												
2 中度失能	0												
	■1		■	■			■				■		
	■2		■	■									
	3												
3 重度失能	0												
	1												
	■2			■		■		■		■		■	
	■3	■	■	■	■	■	■	■	■	■	■	■	■

0　能力完好：日常生活活动、精神状态、感知觉与沟通分级均为0，社会参与分级为0或1。

1　轻度失能：日常生活活动分级为0，但精神状态、感知觉与沟通中至少一项分级为1及以上，或社会参与的分级为2；或日常生活活动分级为1，精神状态、感知觉与沟通、社会参与中至少有一项的分级为0或1。

2　中度失能：日常生活活动分级为1，但精神状态、感知觉与沟通、社会参与均为2，或有一项为3；或日常生活活动分级为2，且精神状态、感知觉与沟通、社会参与中有1~2项的分级为1或2。

3　重度失能：日常生活活动的分级为3；或日常生活活动、精神状态、感知觉与沟通、社会参与分级均为2；或日常生活活动分级为2，且精神状态、感知觉与沟通、社会参与中至少有一项分级为3。

步骤二:特殊判定情况:

(一)当日常生活活动为 0,精神状态、感知觉与沟通有一项为 1 及以上,或社会参与为 2,判定为轻度失能;

(二)当日常生活活动为 1,后三项有一项为 0 或 1,判定为轻度失能;后三项均为 2 或某一项为 3,则判定为中度失能;

(三)当日常生活活动为 2,后三项全部为 2 或某一项为 3,判定为重度失能,否则为中度失能;

步骤三:能力评估结论—补充评估信息

1. 相关疾病评估

部分老人由于认知或文化程度的原因,对于自己所患疾病并不了解,因此在收集老人相关疾病时,请向其照护者或家属进一步核实。请选择已经确诊过,且目前仍然存在的疾病,已经治愈或者还未确诊的疾病不包括在内。

评估指导语:询问老人:"您现在现在身体怎么样? 是否患有慢性疾病比如:高血压、糖尿病、冠心病等? 如果有的话,那请您把相关疾病诊断证明给我看一下好吗?"

询问照护者(家属):"老人目前的身体状况怎么样,是否患有慢性疾病比如:高血压、糖尿病、冠心病等? 如果有的话,那请您把老人的相关疾病诊断证明给我看一下好吗?"

注意事项:"髋部骨折"与"其他部位骨折"指近 3 个月内发生的骨折。

2. 意外事件的评估

评估指导语:询问老人有几个问题需要问一下您。

(1)您最近一个月之内有没有跌倒过? 如果有的话,发生了几次?

(2)有没有走路走跌过? 如果有的话,发生了几次?

(3)近一个月,吃东西还好吗,有没有吃东西的时候噎到? 如果有的话,发生了几次?

(4)关于自杀的问题在精神状态评估时,可询问获得。

询问照护者(家属):"老人最近 30 天内是否发生过跌倒、走失、噎食、自杀等情况,如果有的话,发生了几次?"

注意事项:关于意外事件需要核对老人和照顾者的回复,若评估老人认知时,发现存在认知障碍,请以照顾者的回复为准。

补充信息类型	具体情况
跌倒(近 30 天内)	(1)发生过 1 次 (2)发生过 2 次 (3)发生过 3 次以上
噎食(近 30 天内)	(1)发生过 1 次 (2)发生过 2 次 (3)发生过 3 次以上
认知障碍	(0)无 (1)轻度 (2)中度 (3)重度
精神疾病	(1)精神分裂症 (2)双相情感障碍 (3)偏执性精神障碍 (4)分裂情感性障碍 (5)癫痫所致精神障碍 (6)精神发育迟滞伴发精神障碍

（续表）

补充信息类型	具体情况
走失（近30天内）	（1）发生过1次　（2）发生过2次　（3）发生过3次以上
自杀（近30天内）	（1）发生过1次　（2）发生过2次　（3）发生过3次以上

1. 有认知障碍/痴呆、精神疾病者，在原有级别上提高一个等级。
2. 近30天内发生过2次及以上跌倒、噎食、自杀、走失，在原有能力级别上提高一个等级。
3. 处于昏迷状态者，直接评估为重度失能。
4. 若初步等级确定为"3重度失能"，则不考虑上述1～3中各情况，等级不再提高。

注：老年人能力评估是基础性评估，只提供能力分级。

当"精神状态"中的认知功能评估为受损时，宜请相关专业人员对精神状态进行进一步的专科评估。

 案例分析

刘奶奶，今年61岁，常年拄拐杖活动，走路一瘸一拐，但动手能力很好，可以自己吃饭穿衣等，没有其他慢性病，居委会到刘奶奶家里，她总是热情地让人快坐下，快喝茶，与居委会的人都非常熟悉，听力和视力正常，但最近记忆力有所下降，爱忘事，到医院检查，刘奶奶患上了老年痴呆症。

 实训项目

请根据老人情形进行实景模拟，并展开现场评估。

参考文献

[1] 吴仕英,肖洪松. 老年综合健康评估[M]. 成都:四川大学出版社,2015.

[2] 陈峥. 老年综合征管理指南[M]. 北京:中国协和医科大学出版社,2010.

[3] 周立峰,杨毅. 康复评定技术[M]. 武汉:华中科技大学出版社 2012 年.

[4] 宋岳涛. 老年综合评估第 1 版[M]. 北京:中国协和医科大学出版社,2012.

[5] 宋岳涛. 老年综合评估第 2 版[M]. 北京:中国协和医科大学出版社,2019.

[6] 王玉龙,张绣花. 康复评定技术第二版[M]. 北京:人民卫生出版社,2014.

[7] 恽晓平. 康复疗法评定学第二版[M]. 北京:华夏出版社,2014.

[8] 侯晓霞. 老年常见病的预防和照护[M]. 北京:北京大学出版社,2013.

[9] 李小鹰,郑秋甫. 老年医学与保健[M]. 北京:人民军医出版社,2013.

[10] 耿德章. 中国老年医学[M]. 北京:人民卫生出版社,2002.

[11] 李小鹰. 老年医学进展[M]. 北京:人民卫生出版社,2013.

[12] 章冬英,陈雪萍. 老年慢性病康复护理[M]. 杭州:浙江大学出版社,2009.

[13] 王志红. 老年护理学(第二版)[M]. 上海:上海科学技术出版社,2011.

[14] 刘潮临. 健康评估[M]. 北京:高等教育出版社,2010.

[15] 化前珍. 老年护理学[M]. 北京:人民卫生出版社,2013.

[16] 周蕾. 临床疾病概要[M]. 北京:人民卫生出版社,2018.

[17] 张海霞. 言语治疗技术[M]. 北京:中国医药科技出版社,2019.

[18] 老年人能力评估,中华人民共和国民政部,MZ/T 039—2013.